D1666617

Les protocoles
de retour à la santé

Christian Flèche
&
Philippe Lévy

Le Souffle d'Or
5, allée du Torrent - 05000 – Gap (France)
www.souffledor.fr

Par le même auteur aux éditions Le Souffle d'Or :

Croyances et thérapie (co-écrit avec F. Olivier)
*Décodage biologique des maladies – l'encyclopédie des
correspondances symptômes-émotions*
Décodage biologique des problèmes cardio-vasculaires
Décodage biologique des problèmes digestifs
Décodage biologique des problèmes neurologiques et endocriniens
Décodage biologique des problèmes de peau
Décodage biologique des problèmes oculaires
Décodage biologique des problèmes osseux
Décodage biologique des problèmes respiratoires et ORL
Décodage biologique : gynécologie et grossesse
Décodage biologique : immunité, hématologie, andrologie et urologie
L'instant de la guérison (co-écrit avec J. J. Lagardet)
Moi, malade ! Mais pourquoi ? (co-écrit avec Claire Flèche)
Mon corps pour me guérir
Santé ? Ressentez ! – Vos symptômes révèlent vos rouages secrets

© **2005 Editions Le Souffle d'Or**
Tous droits réservés pour tous pays

Illustrations de couverture : Marie Loiseau
Dessins intérieur : Pike
Photocomposition : A' Prim
Impression et façonnage : ISI Print - La Plaine Saint Denis (93)
Imprimé sur papier offset blanc 80g

Dépôt légal : novembre 2005
ISBN 978 2 84058 284 7

Le Souffle d'Or
5 allée du torrent - 05000 - Gap (France)
www.souffledor.fr

Table des matières

Avertissement 11
Remerciements 13
Préface 15
Exorde 17
   Originalité du Décodage Biologique des Maladies 18
   Épurer nos outils de connaissance afin de les rendre faciles,
      pratiques et transmissibles 19

Bienvenue ! 21
   Un livre à lire avec les deux cerveaux 21
   Un outil universel ? Du rêve à la réalité 22

Prologue 23
   Au commencement était la... relation Mère-Fille 23
   L'enfant seule se confie aux animaux 24
   Le drame d'avoir des parents 24
   Une famille en dehors de sa famille 26
   Le premier rêve sur le lit de Simplet 27
   Qu'est-ce qui sommeille dans le second lit, celui d'Atchoum ? ... 28
   Et vint le troisième... celui de Grincheux 28
   Le quatrième rêve immobile, sur le lit de Timide 29
   Sur le cinquième lit vient le rêve de Dormeur 29
   Le sixième lit est celui de Joyeux 30
   Le septième lit, celui de Prof 31
   De rencontre en rencontres 31
   Le sommeil de Blanche-Neige... 33
   Décider d'une thérapie 33

Première partie
PROF

1. **Mieux comprendre la maladie, éduquer** 37
   P.R.O.F. : Penser... Ressentir... Observer... Faire 37
   Quelles capacités sont à développer pour maîtriser un véhicule ? ... 38
   Connaître les règles 39
   Les besoins biologiques 40
   Un réajustement au réel : la maladie 42
   Croyance, croyances ! 42
   Chacun de nous pour se soigner se réfère inconsciemment
      à certaines croyances 43

Un nouveau paradigme 44
De l'action à la réaction, la mise en maladie 44
Peut-on différencier le Réel de l'Imaginaire ? 45
Le ressenti biologique 46
Dis-moi ce que tu ressens, je te dirai de quel organe tu me parles ... 47
Pourquoi la Maladie ? 48
La tête et les tripes 49
Mieux comprendre sa vie 49
Définitions des réalités suivantes Étude de leur mode de relation .. 50
        1. Événement extérieur 50
        2. Le sens, la signification 50
        3. L'émotion 52
        4. Le sentiment 53
        5. La sensation 53
        6. Le senti 54
        7. Comportements externes et internes 54
        8. Le ressenti 55
        9. Le symptôme 55
        10. La guérison 56
Le Bio choc   56
Les quatre critères de la mise en maladie 57
Ce que je ressens, ma biologie l'exprime ! 58
La maladie : une solution biologique inconsciente 59
Ressentis primaire, secondaire et transgénérationnel 61
Quand un choc génère une croyance 62
Si nos ancêtres savaient... 63
Conclusion   64
2. Mieux comprendre la thérapie 65
La thérapie : aller là où ça fait mal pour aller mieux 65
Retrouver le choc : une libération 65
Thérapie : une prise de conscience 67
Trouver l'origine du problème à l'intérieur de soi 70
Accepter ne veut pas dire abdiquer ! 71
Mettre le problème à l'extérieur 72
Trouver une solution à l'intérieur de soi 72
3. Mieux comprendre ses conflits 78
Les conflits d'une histoire de vie 78
Les conflits déclenchants 78
Les conflits programmants 79
Les conflits structurants 80
Les conflits de naissance 81
Les conflits congénitaux 82
Projet et sens des parents 83
Les conflits génétiques : le transgénérationnel 83
Conclusion   85

4. Mieux comprendre les protocoles 86
  Tout ce que vous avez besoin de connaître avant de partir
    en voyage 86
  Qu'est-ce qu'une séance de pycho-bio-thérapie ? 86
  Quel est le rôle du thérapeute ? 88
  Introduction à la thérapie 88
  Apprentissage d'un protocole 90
  Grilles de présentation des protocoles 92
  Protocole de préparation à une séance 96
    Protocole Prof N° 1 : Définir un objectif 98
    Protocole Prof N° 2 : Le journal de bord 99
    Protocole Prof N° 3 : Ce qu'il ne faut pas faire après
      un grand choc 100
    Protocole Prof N° 4 : Conduite à tenir devant un bio-choc 102
      Protocoles d'urgence 102
    Protocole Prof N° 5 : Travailler son ressenti 104
    Protocole Prof N° 6 : Voyage dans un ressenti 106
    Protocole Prof N° 7 : Les cinq principaux domaines
      d'expression de son ressenti 108
    Protocole Prof N° 8 : Protocole de fin de séance 110
  Épilogue 111

Deuxième partie
JOYEUX

Questionnaire : « Qu'appréciez vous chez moi ? » 114
  Protocole Joyeux N° 1 : Dynamiser un objectif 116
  Protocole Joyeux N° 2 : Trouver et détailler un ressenti
    agréable 118
  Protocole Joyeux N° 3 : Créer un espace ressourçant 121
  Protocole Joyeux N° 4 : Guider pour créer 123
  Protocole Joyeux N° 5 : Promenade agréable dans son
    histoire 125
  Protocole Joyeux N° 6 : Amplification de sa conscience
    sensorielle 129
  Protocole Joyeux N° 7 : Changer d'émotion par le
    mouvement 133
  Épilogue 137

Troisième partie
DORMEUR

Questionnaire : « Comment j'aime me relaxer ? » 141
  Protocole Dormeur N° 1 : Apprentissage de la bio relaxation 142

Protocole Dormeur N° 2 : J'accueille le sens de ma maladie .. 144
Protocole Dormeur N° 3 : Les quatre guérisseurs 147
Protocole Dormeur N° 4 : Respiration dans les organes 151
Protocole Dormeur N° 5 : Rassurer et nettoyer ses
        enveloppes 156
Protocole Dormeur N°6 : Trouver ses valeurs 160
Protocole Dormeur N° 7 : Croyance et contre-croyance 164
Protocole Dormeur N° 8 : Aimer ses organes 167
    S'identifier... aux ganglions nobles, caresser son cou 168
    S'identifier... aux bronches, caresser son thorax 169
    S'identifier... aux artères coronaires, caresser son cœur .. 169
    S'identifier à... petite courbure de l'estomac,
        duodénum, voies biliaires, canaux pancréatiques,
        caresser son ventre 170
    S'identifier à... vessie, uretères, calices, bassinets,
        caresser le bas de son dos et de son ventre 172
    S'identifier à... la glande thyroïde, caresser son cou 173
    S'identifier... au larynx, caresser le bas de son cou 174
    S'identifier à... veines coronaires, col de l'utérus, vagin,
        se caresser du cœur au bas-ventre 175
    S'identifier... au rectum, caresser ses fesses 176
    S'identifier à... vessie (versant féminin),
        caresser son bas-ventre 177
Protocole Dormeur N° 9 : Les 2 planètes de notre
        inconscient 179
Protocole Dormeur N° 10 : Les cadeaux de mes ancêtres 185
Protocole Dormeur N° 11 : Guérir nos blessures passées 191
Épilogue 195

Quatrième partie
ATCHOUM, TIMIDE ET GRINCHEUX

1. ATCHOUM 197
Questionnaire sur le corps que j'ai 202
    Protocole Atchoum N° 1 : L'allergie en pratique 203
    Protocole Atchoum N° 2 : Défaire un conflit de diagnostic 208
    Protocole Atchoum N° 3 : Défaire un conflit de pronostic 212
    Protocole Atchoum N° 4 : Déblocage des cicatrices 216
    Protocole Atchoum N° 5 : Dialogue avec l'inconscient d'un
        organe 218
    Épilogue 223

2. TIMIDE 225
  Questionnaire sur la qualité de mes relations 226
     Protocole Timide N° 1 : Clarifier une relation difficile........... 228
     Protocole Timide N° 2 : Rompre des liens 230
     Protocole Timide N° 3 : Rester paisible face aux émotions
       d'autrui 233
     Protocole Timide N° 4 : Le Phœnix dans la poche 236
  Épilogue 237

3. GRINCHEUX 239
  Questionnaire sur mes réactions.. 240
     Protocole Grincheux N° 1 : La Boulette ou
       comment révéler et transformer nos relations 242
     Protocole Grincheux N° 2 : Défaire l'histoire d'une difficulté. 245
     Protocole Grincheux N° 3 : Débloquer une douleur physique 247
     Protocole Grincheux N° 4 : Guérison par le dessin................... 250
     Protocole Grincheux N° 5 : Comment traiter un bio-choc
       avec impact physique ? 254
     Protocole Grincheux N° 6 : Sept étapes pour résoudre
       un problème... 257
  Épilogue 259

Cinquième partie
SIMPLET

Questionnaire sur ma vie.. 264
     Protocole Simplet N° 1 : Devenir conscient de son corps 266
     Protocole Simplet N° 2 : Une douche de soleil 268
     Protocole Simplet N° 3 : Le magicien et la loupe 269
     Protocole Simplet N° 4 : Résolution créative 271
     Protocole Simplet N° 5 : Un message dans la maladie............. 273
     Protocole Simplet N° 6 : Objectif l'amour 274
     Protocole Simplet N° 7 : La maison aux 1000 étages 276
     Protocole Simplet N° 8 : Voyage dans notre corps comme
       dans une maison 278
  Épilogue 279

Sixième partie
LE PRINCE CHARMANT

     Protocole Prince charmant N° 1 : Les deux hémi-cerveaux 283
     Protocole Prince charmant N° 2 : Exploration masculin
       / féminin... 286

Épilogue
Thérapeute blanc comme la neige

Prologue de l'épilogue 289
    1er livret : « La mise en maladie ressemble à un voyage » 291
    2e livret : les protocoles du retour à la santé 292
    3e livret : journal de bord de Blanche-Neige,
        épouse Leprince (extrait) 293
    Protocole Blanche-Neige N° 1 : Récupérer son centre 293
    Protocole des sept Géants N° 1 : Protocole Mozart 298
Épilogue de l'épilogue 299
Nouvel épilogue 299

Conclusion 301

BIBLIOGRAPHIE 305

Avertissement

Ce livre n'a pas été fait dans l'intention de remplacer un praticien de santé et de faire un diagnostic physique ou mental de quelque nature que ce soit. À aucun moment nous ne conseillons à qui que ce soit de modifier ou d'arrêter un traitement médical, psychiatrique, psychothérapeutique, ou médicamenteux en cours sans l'approbation des professionnels du domaine concerné. Chaque personne est pleinement responsable de sa façon d'utiliser toutes techniques ou protocoles indiqués dans ce livre. Les auteurs déclinent toute responsabilité des conséquences de l'utilisation de ces protocoles.

Remerciements

À Yves Michel, pour sa passion de l'édition, pour son courage et sa prise de risque dans des domaines méconnus, pour son désir de faire partager à un large public des connaissances peu répandues en dehors d'un simple calcul économique.

À Daniel Jerôme, Gérard Lacurie, Aline Calvo, Laurence Altman Marie-José Dal Zotto, Laurence Heitzmann, pour leurs conseils, leurs encouragements, leur passion envers notre travail, pour leur relecture de cet ouvrage.

À nos enfants pour leurs questionnements et leur curiosité.

À tous nos stagiaires qui ont accepté de nous faire confiance pour leur permettre de cheminer vers eux-mêmes, d'atelier en atelier.

À tous nos enseignants de thérapie.

À tous nos patients.

À tous nos échecs et nos succès qui nous ont aidés à remettre en question nos croyances trop facilement acquises.

Merci aux frères Grimm de nous avoir permis de librement interpréter « Blanche-Neige et les sept nains ».

Préface

Un pas de plus a été encore franchi avec ce livre. En effet, la théorie de la Bio-Psycho-Généalogie qui nous a été offerte depuis une vingtaine d'années ne comportait pas, en fait, de véritable mode d'emploi. Ainsi, tous les praticiens initiés à cette nouvelle discipline « se débrouillaient » tant bien que mal en l'appliquant selon leur propre sensibilité ou selon leur formation de base, et sans technique particulièrement adaptée.

Christian Flèche et Philippe Lévy se sont principalement intéressés à l'un des fondements principaux de la Bio-Psycho-Généalogie : le ressenti. Tous les lecteurs, tous les praticiens le savent : c'est la clé de voûte de la thérapie puisque c'est à ce niveau précis que la maladie se construit biologiquement. Un petit rappel, si vous le permettez.

Il a été maintes fois vérifié que la plupart des maladies débute après un choc au niveau psychobiologique : le Bio-Choc. Inattendu et très déstabilisant au moment de sa survenue, sa particularité est d'avoir été « enkysté » par toute une série d'enregistrements sensoriels. Parmi ces derniers, un ou plusieurs ressentis se sont installés, déterminant ainsi l'impact au niveau de l'organe et entraînant l'apparition des symptômes.

Jusqu'à présent, j'abordais ce chapitre de la thérapie d'une manière plutôt mentale, intellectuelle, laissant quelquefois au patient le soin de « terminer » seul le travail d'analyse. J'ai eu l'occasion de côtoyer ces deux auteurs et j'ai pu « ressentir » l'importance d'une exploration, non plus mentale ou intellectuelle, mais davantage centrée autour des sensations enregistrées à l'instant du Bio-Choc. Comment s'y prennent-ils ?

À l'aide d'une série progressive de protocoles savamment mis au point depuis plusieurs années et régulièrement testés au cours des formations qu'ils animent ou pendant les stages qu'ils organisent, le monde des ressentis bloqués s'ouvre facilement, comme par enchantement. Ces protocoles, qui ont l'air tout à fait anodins en apparence, sont d'une efficacité certaine dans la plupart des cas et, je dois le dire, vraiment géniaux pour d'autres. Oui, je peux l'affirmer puisque j'ai testé en grandeur nature l'intérêt d'une telle démarche.

Invité à co-animer l'université d'été 2005, j'ai pu constater que l'avis des stagiaires était assez unanime : « Cela n'a l'air de rien comme cela mais c'est assez efficace même si nous n'avons pas le renseignement dans notre mémoire consciente ». En effet, pendant cette semaine, j'ai eu la conviction que notre inconscient aimait ce genre d'exercice puisque nous allons chercher dans notre mémoire, non plus un fait mais des sensations composées de couleurs ou d'images précises, de sons particuliers, de voix, d'odeurs, de goûts distincts, de contacts cutanés ou de pensées. Les recontacter en étant accompagné de la bienveillance et de l'écoute des formateurs, permet de les désamorcer et de vider cette tension inconsciente accumulée depuis le bio choc.

J'en suis convaincu, ce livre est un immense progrès dans la thérapeutique. Avant de vous laisser le plaisir de poursuivre votre lecture, je tiens à remercier Christian Flèche et Philippe Lévy pour ce travail qu'ils nous présentent aujourd'hui.

Maintenant, il est temps de vous confier à Blanche-Neige et à ses amis, les sept géants de la thérapie. Initialement petits en taille mais devenus, comme vous allez vous en rendre compte, grands dans leur dimension humaine.

Salomon Sellam

Exorde

Un livre de plus !
Vas-tu le cacher dans ta bibliothèque ?

Lecteur, curieux, ouvert au neuf, que vas-tu faire de moi, livre plein de signes et de possible ? Me caler sous la poussière d'une belle bibliothèque et me contempler indéfiniment la tranche ? M'offrir aux regards des mouches ? M'oublier sous un magazine ? Me lire peut être.

Lire ce livre est tentant et effrayant tout à la fois, comme cheminer vers soi, je veux dire vraiment soi, au profond, vers celui et celle que nous ignorons être, et que nous sommes réellement.

Il y a d'autres chemins, bien sûr.

Tout, en quelque sorte, mène vers soi.

À une seule condition : de prendre un chemin et de le suivre !

Le symptôme quant à lui, est un chemin particulier : il te mènera dans ce lieu de conscience précis où tu ne *veux* pas aller, et pourtant c'est un lieu où tu *dois* aller. Dans la plus obscure de tes blessures se trouve le plus extraordinaire des trésors.

Étonnant !
Comme une naissance.

Originalité du Décodage Biologique des Maladies

« Le 'Décodage Biologique des Maladies', comme j'ai souhaité nommer, en 1992, cette nouvelle approche, répond de façon originale à d'éternelles questions :

Pourquoi la maladie ? Et celle-ci plutôt qu'une autre ?

Pourquoi moi ?

Pourquoi maintenant ?

Et les enfants, si innocents, pourquoi leur arrive-t-il ceci ?

Comment guérir ?

Et prévenir ?

En deux mots quelle est la cause, quel est le sens de la maladie ?

Si vous ne connaissez pas le Décodage biologique, je vais rappeler les notions abordées dans mon premier livre, *Mon corps pour me guérir*, dans le chapitre : 'Un réajustement au réel : la maladie'.

Mes précédents ouvrages présentaient essentiellement l'aspect théorique du Bio-décodage. (*Mon corps pour me guérir* et *Décodage Biologique des Maladies*).

'Et après ?' ai-je souvent entendu en écho. 'Et alors ? On fait quoi maintenant ?' En dehors des lettres témoignant de guérison ou d'amélioration de la santé, suite à la lecture de ces livres, il y eut de nombreuses et légitimes attentes d'une suite pratique.

Ce livre est là pour répondre à toutes ces demandes concrètes par des exercices, qui vous permettront de rencontrer ce qui se dit en maladie, afin de lui donner un autre espace, et d'évoluer vers la guérison de ce qui se cachait dans ce symptôme.

Pour créer de nouveaux protocoles, il me fallait un acolyte créatif, stimulant, respectueux et homme du terrain, maître dans l'art de la thérapie, de la formation et de l'improvisation. Cela n'existe pas, n'est-ce pas ? Je fus trop exigeant, croyez-vous. Non. Quand l'élève est prêt, le maître arrive, dit-on, et on oublie de dire : quand la question est bien posée, la réponse arrive, et... quand la demande est claire, juste, la suite arrive, et est arrivée sous la forme de...

---

1. Paru en 2000, seconde édition revue et corrigée en 2005, éditions Le Souffle d'Or.

Philippe Lévy, qui est rapidement devenu un ami. Nous nous sommes spontanément, immédiatement trouvés en phase dans les mêmes passions, et préoccupations, les mêmes questions, les mêmes satisfactions à transmettre croissance et conscience.

C'est cette même joie que je vous souhaite tout au long de ces pages. »

Christian Flèche

Épurer nos outils de connaissance afin de les rendre faciles, pratiques et transmissibles

« Dans une première partie de ma vie professionnelle, mon intérêt fut principalement orienté vers l'aspect très corporel du soin ; dans ma pratique quotidienne, j'utilisai alors des méthodes telles que l'ostéopathie, la médecine chinoise, la naturo-pathie ou la fasciathérapie. Ces approches m'ont permis de comprendre à quel point notre corps parle sans cesse de son mal-être comme de son bien-être. Me sentant restreint par ce point de vue très mécaniste et énergétique de l'individu, j'ai rencontré alors des hommes merveilleux qui m'ont transmis l'art de la thérapie verbale. Cette approche m'a ouvert à l'importance du langage, de la sémantique, des techniques de régression ou du rêve éveillé. Et puis, chemin et âge faisant, je suis arrivé à un moment de ma vie où l'envie est née de vraiment mettre des liens avec mon histoire. Le décodage biologique est apparu dans ma vie à ce moment-là. Cette synchronicité entre mon intérêt et ces rencontres m'a permis d'accéder à un nouveau puzzle où les morceaux se mettaient à représenter un tout.

Ce livre est né d'une rencontre passionnée et passionnante et je ne sais plus trop lequel de nous deux a eu la chance de rencontrer l'autre.

J'ai découvert avec Christian cette amitié singulière, ce joyau rare qui permet que, lorsque l'un commence une phrase, l'autre la termine. Notre complicité et l'intensité de notre travail se sont approfondies au cours des nombreux séminaires que nous avons co-animés.

Ensemble, nous avons épuré nos outils de connaissance afin de les rendre faciles, pratiques et transmissibles. Si telle est votre impression à la fin de cet ouvrage, nous aurons alors rempli nos objectifs. Chacun des protocoles proposés ici a été maintes fois appliqué tant en travail individuel qu'en groupe. Nous avons ainsi vérifié pleinement leur efficacité. Le fruit de ce travail commun avec Christian, nous vous l'offrons avec tout notre cœur et toutes nos imperfections.

La thérapie est un jeu merveilleux, certes tout à fait 'sérieux' et son objectif est de nous permettre d'accéder à plus de conscience et de bien-être. »

Philippe Lévy

« Par ailleurs, bien qu'ayant réalisé à deux l'entièreté de ce livre, nous avons décidé de remplacer le *nous* par le *je*. »

Les auteurs

Bienvenue !

Lecteur, si tu n'es pas thérapeute, et que tu souhaites te connaître, évoluer : bienvenue !

Lecteur, si tu es thérapeute, même si tu es sûr de toi, de tes outils, ce livre est là, non pour te faire tout remettre en question, mais plutôt pour t'enrichir d'autres horizons, d'autres chemins possibles : bienvenue !

Lecteur, si tu es en bonne santé et souhaites l'utiliser pour autrui : bienvenue.

Et si, lecteur, tu as une difficulté de santé depuis un temps donné ou en certaines occasions, et qu'une partie de toi a vraiment conscience que tu es prêt à passer à autre chose, à être dans une nouvelle relation au monde et à toi-même : bienvenue !

Un livre à lire avec les deux cerveaux

La lecture de ce livre va être pour toi l'occasion de traverser, en alternance, deux types de paysage :

1. des campagnes poétiques, des sous-bois mystérieux, une maisonnette et des cabinets de consultation, ceux des sept géants,

2. des villes très structurées, avec leurs bibliothèques ordonnées et leurs laboratoires bien organisés.

Le premier paysage représente l'espace du conte, du cerveau droit, du métaphorique qui stimule en nous l'enfant et nous permet d'accepter facilement de nouvelles informations. Une héroïne blessée sera notre guide. À travers son expérience, c'est la nôtre que nous pourrons mettre en forme. Chaque instant de sa vie sera comme une métaphore des morceaux secrets de la nôtre.

Le second paysage est celui du cerveau gauche, de l'analytique et du sens de ce livre : les protocoles, des exercices orientés vers le changement. Des grilles vont nous permettre de les utiliser avec sérieux et plaisir.

Car dans notre vie, nous avançons toujours un pied... puis l'autre, et en alternance... Vous avancerez de même, un cerveau après l'autre, une page droite puis une page gauche se succéderont afin de vous permettre d'aller vers la complétude de vous-même.

Un outil universel ? Du rêve à la réalité

En tant que thérapeute, j'ai longtemps rêvé à l'outil universel capable de tout résoudre chez tout le monde. À ce jour, je ne connais pas un outil efficace à 100 %, capable de traiter toutes les difficultés et les souffrances. En apprenant à connaître l'histoire de chacun, on s'aperçoit que certains ont développé leur imagination, d'autres leur activité physique, d'autres encore leur mémoire, etc. De même que nos spécificités physiques sont très personnelles, nos spécificités cognitives le sont aussi et nos façons de guérir également. Certains patients vont très bien réagir à la visualisation alors que d'autres préféreront dessiner. Afin de pouvoir écouter et guider dans un espace-temps de guérison unique, un thérapeute se doit d'avoir de nombreux outils au service de son patient.

Aussi, avant de vous lancer tout de suite dans des outils de changement, comme d'autres se lanceraient dans une recette de cuisine, vous pourrez lire le chapitre « Introduction aux protocoles ». Il vous permettra de situer la thérapie, et d'utiliser les outils à bon escient. Ce qui leur donnera d'avantage d'efficacité.

Prologue

Elle était là devant moi, pure et blanche comme neige. Célèbre ? Oui !

Mondialement célèbre. Elle fut la vedette de cinéma d'un très grand film, la première en son genre. Célèbre ! Mais à quel prix ? Celui de souffrances et d'angoisses si profondes qu'il lui fallut un jour décider de suivre une thérapie intense et... particulière.

Mais reprenons par le début.

Au commencement était la... relation Mère-Fille

Lorsqu'elle vint au monde, elle ne fut nourrie par sa mère que quelques jours seulement, tant cette femme avait fort à faire avec elle-même. Cette mère était une femme soucieuse, anxieuse, préoccupée. À chaque instant elle se regardait dans un miroir, cherchant à se rassurer sur son image, car au fond elle avait l'impression de ne pas exister, de n'être... rien !

Cette femme vivait dans un HLM de banlieue et avait pour profession esthéticienne. Lorsqu'elle ne travaillait pas, elle attendait son mari qui voyageait sur les routes ; commercial, il vendait des animaux de compagnie. Elle sentait au fond d'elle comme une rivalité avec son propre enfant, sa fille. Oui, une rivalité car elle était dévorée par la peur de ne plus être admirée par son époux. Son époux ? Certes, mais plus que cela : c'était son roi, son empereur, son dieu dont le regard la faisait vivre.

Un jour, cet homme en eut assez des crises de jalousie de sa femme, et pour avoir la paix, il fit tout ce qu'elle désirait. Il abandonna en quelque sorte son enfant, tout en lui conservant, dans son cœur, un infini et silencieux amour.

L'enfant seule se confie aux animaux

À partir de ce jour, cette enfant vécut avec l'impression étrange d'être... la bonne, l'esclave de la maison. Elle avait un rôle et pour exister devait jouer ce rôle : maintenir la paix dans le couple de ses parents.

Néanmoins, elle savait au plus profond d'elle-même, les mouvements du cœur paternel qui lui étaient destinés : l'amour. Quant à sa mère, la marâtre comme elle l'appelait, elle s'en méfiait. Cela ne l'empêchait guère de chanter, de danser lorsque affairée à son ménage elle s'agitait dans l'appartement.

Pour meubler sa solitude, elle avait appris à communiquer avec les animaux, ses compagnons de jeu. Les oiseaux, les papillons, les abeilles dansaient également autour d'elle comme des planètes autour d'un soleil !

Elle grandissait en grâce et en beauté. Sa mère en prit ombrage, car elle ne pouvait plus rivaliser avec sa fille.

Le drame d'avoir des parents

Le drame éclata un matin d'avril, lors de la dix-huitième année de Blanche-Neige. C'était encore une de ces disputes quotidiennes pour une peccadille, lorsque cette enfant lança à sa mère : « Et puis d'abord, tu es moche » et elle courut dans sa chambre.

Sa mère se mit à la persécuter à partir de cet instant précis. Elle ne lui laissa aucun moment de répit : la critiquant sur ses devoirs non faits ou bâclés, sur les grains de poussière qu'elle oubliait sur l'escalier ou sur un détail de sa tenue vestimentaire. Tout était prétexte pour agresser cette enfant. Celle-ci ne savait plus comment se protéger de sa mère ni se rapprocher de son père. Elle se trouvait à la fois agressée par sa mère et séparée de son père.

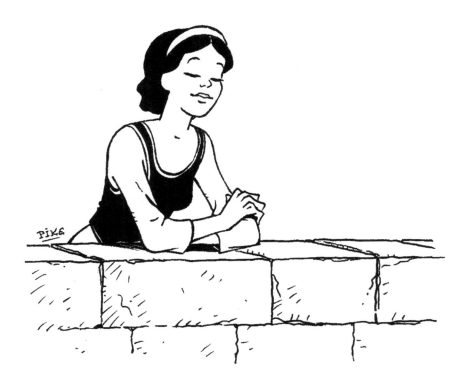

Malheureusement, ce couple était le plus souvent ensemble, dans la même pièce. En fuyant sa mère elle se coupait de son père et en voulant aller vers son père, elle se rapprochait de la marâtre. Aussi, sa vie devint un douloureux choix impossible, un pur dilemme. Elle se sentait séparée « de façon moche » du couple de ses parents, et sa peau, pure comme le reflet de la lune au creux des nuits d'hiver, perdit le peu de pigmentation qui la protégeait jusqu'alors du grand soleil, astre noble du jour. Seuls ses cheveux demeuraient noirs comme l'inconscient.

Six mois après le drame, alors qu'elle cherchait dans le parc jouxtant son immeuble quelque petit animal afin de lui confier ses peines, elle aperçut un des amis de sa mère, chasseur de son métier. Son imagination en cet instant s'affola, s'emballa comme un cheval fou qu'un essaim de frelons attaque. On ne sait pourquoi, elle eut l'impression que cet homme était envoyé par sa mère pour la tuer ! Sans pouvoir réfléchir, elle courut, courut, courut sans se retourner. Autour d'elle tout devenait menaçant, les ombres, les arbres, et leurs racines crochues. Elle sentait que tout n'était que regards méchants. Où qu'elle posat les yeux, ce n'était qu'image de terreur. Où aller ? Face à ce danger venu de toutes parts, la seule issue fut de perdre conscience. Et elle s'effondra sur le sol.

Une famille en dehors de sa famille

Lorsque son inconscient perçut la présence de ses amis, les animaux à poils ou à plumes, quelque chose en elle fut rassuré, apaisé et elle put commencer à rouvrir les yeux. Elle retrouvait déjà de l'énergie, elle qui se sentait égarée, hors du troupeau familial, du clan, ne sachant où aller, perdue, épuisée ; elle était en train de retrouver là, grâce à la présence bienveillante d'une nouvelle famille animale, un but, une direction, et sortit de sa torpeur. Encore un peu tremblante, elle papillonna des cils et se laissa approcher par ce petit univers si doux.

Elle, qui hier les apprivoisait se laisse apprivoiser et, toute à sa joie naissante, se lève et se laisse guider pour se retrouver près d'une maison *secrète*.

... Qu'y a-t-il au plus secret de nous-même comme au plus secret de cette grande forêt lointaine ? Il y a l'enfance et nos souvenirs, posés les uns à côté des autres...

En s'approchant de cette maisonnette, immédiatement, quelque chose de puissant se passe en elle. En entrant dans cette maison elle entre en elle. En pénétrant cette masure, elle contacte des souvenirs, sept exactement, des souvenirs fort émouvants, des souvenirs inconscients, des souvenirs de drame qu'elle vécut sans jamais pouvoir en parler, sans pouvoir se confier pour s'en libérer. En rentrant dans cette pièce, c'est comme une première fois, du déjà vu. En elle, c'est l'évidence de tout connaître par cœur et en même temps de percevoir d'un regard nouveau. Oui, car elle se sent Grande maintenant, elle se sent adulte. Alors en entrant dans cet univers enfantin, elle a envie de donner, de donner aux enfants qu'elle croit habitant les lieux, tout ce qu'elle n'a pas reçu. Elle veut aussi leur éviter ce qu'elle a subi. Elle souhaite fort, si fort ! se donner *à elle-même* toute la joie et les phrases douces qu'elle n'a jamais entendues, les mots encourageants, les gestes qui soutiennent, le regard d'amour et de bonté qui rassure et qu'elle a toujours attendu, et surtout se sentir exister, reconnue dans les yeux de l'autre. Alors dans son cœur germe une idée, une idée de surprise, de fête et de joie. Elle va faire avec amour le ménage puis préparer un magnifique repas fait d'un mélange de couleurs représentant l'arc-en-ciel des saveurs. Ensuite elle va créer une décoration inédite, prolongement de la forêt et de ses mystères. Elle rit, toute à sa joie de donner de la joie. Et les animaux la secondent tout exaltés.

Le premier rêve sur le lit de Simplet

Tout est prêt ! Elle cherche un lieu pour se détendre.

Arrivant dans la chambre des sept enfants, elle décide de se délasser tout en les attendant. Elle s'allonge dans le premier lit mais ne peut résister à l'impérieuse nécessité de faire un rêve.

Un rêve très simple comme un premier matin de vacances, « le monde est simple, la vie est simple, je suis simple et cette simplicité devient cause de souffrance car je suis incomprise. L'autre n'est pas moi et je ne suis pas l'autre. Le monde est double »... et là, dans ce rêve, se glisse un souvenir... elle est toute petite, un an et demi, et dans sa simplicité béate, tend comme d'habitude les bras vers sa maman qui, ce jour-là, est énervée pour on ne sait quelle raison. Elle la regarde pour la première fois sans amour, puis elle crie et la gronde injustement.

L'enfant se fige, les bras sont ouverts, les doigts sont ouverts et le cœur béant saigne. Sous le martèlement des cris, elle reste toute bête, incapable de parler, de bouger et de comprendre, c'est le néant...

Le souvenir émerge et le souvenir s'en va comme un coquillage rejeté sur la plage en pleine lumière et récupéré l'instant d'après par les vagues joueuses. En passant par la lumière, les blessures ont perdu leur blessant pour enfin n'être que des expériences semblables à d'autres expériences qui prennent leur place pour construire, simplement.

Qu'est-ce qui sommeille dans le second lit, celui d'Atchoum ?

La jeune fille se réveille et change de lit.

Sur le second lit, elle a de grandes difficultés à trouver le sommeil ; la plume de l'oreiller la fait *éternuer*, les draps la grattent. Elle tourne dans tous les sens, irritée. Lorsque le sommeil la saisit tout entière c'est pour l'emmener vers un autre songe, une autre mémoire.

Elle a six ans et s'amuse dans la basse-cour avec les poussins, les poules et les canards mais cela n'est pas du goût des adultes qui pensent qu'il est plus raisonnable de faire ses devoirs. Alors, pour la dissuader de toute activité futile, on va non seulement tuer les canards mais les servir à table. Et les poules et tous les autres suivront le même chemin. Elle ne peut pas manger cela ! Se mêlent en elle mille émotions ; colère, dégoût, solitude, culpabilité, tristesse, honte la traversent.

Tout cela est tellement insupportable que ce second coquillage n'apparaît qu'un bref instant sur la plage du conscient pour repartir au fin fond de l'océan.

Et vint le troisième... celui de Grincheux

Elle s'étire puis roule vers le troisième lit dans lequel s'impose furieusement ce rêve :

Rien ne va. Elle bouillonne de colère. Elle est dans un jardin, ne sachant que faire ni où aller. Tout l'incommode, personne ne vient vers elle et lorsqu'on s'approche elle se sent agressée, et cela depuis la veille au soir. Quel dommage d'avoir oublié ce qui s'est passé. Et là, sur ce lit, en un flash tout lui revient : elle a sept ans et demi et est en train de s'approcher de ses parents, heureuse de leur montrer le résultat de ses devoirs. Il est sept heures du soir, elle arrive face à son père, la bouche en cœur, et c'est l'incompréhension, la méprise. C'est à peine s'il la regarde, il marmonne quelques mots :

« Tu m'ennuies, qu'est-ce que tu veux que ça me fasse que tu aies réussi ? » puis soudainement il lui crie : « Laisse-moi tranquille ! » Elle se sent mise de côté de manière injuste. Le soir, autour du repas elle n'arrive pas à en parler à son père car elle l'aime et elle ne veut pas lui faire de reproches. En même temps, elle s'aime et reste là, démunie avec sa colère. Entre les deux, son inconscient a choisi, elle préfère souffrir plutôt que faire souffrir.

À force d'agitation dans ce lit, elle est prête à tomber. Juste avant la chute elle se réveille et change à nouveau de lit...

... où un autre rêve l'attend.

Le quatrième rêve immobile, sur le lit de Timide

Un rêve tout petit, insignifiant, très court, sans couleur ou peut-être le rose, mais très pâle. Sans musique, ni éclat.

La voici timidement assise dans la cour de récréation, contre un mur, derrière un poteau ; là, pour ne pas gêner, ne pas déranger, ayant l'impression d'être en trop et d'être observée en même temps, d'être mise à nue, seule solution : ne plus bouger, ne plus respirer et attendre, espérer un geste, un regard, une parole d'amour qui ferait rentrer dans son univers toutes les teintes, les nuances, les chants de la terre, leurs parfums et leurs saveurs. Mais rien ne vient. Elle cache ses douze ans, son corps, sa féminité naissante car elle a peur d'être vue et elle est triste car personne ne la voit.

Le rêve est fini, elle se réveille.

Sur le cinquième lit vient le rêve de Dormeur

Trois autres lits sont à côté d'elle et lorsqu'elle glisse vers le suivant en roulant sur elle-même, lui viennent des expériences, pas vraiment des rêves mais des souvenirs étranges.

Ceux de l'adolescente qu'elle fut et qui, pour s'échapper de son quotidien parfois douloureux, ennuyeux, s'était inventé un univers intérieur dans lequel elle serait princesse. Sa mère, la gentille reine, aurait été assassinée en voulant défendre une noble cause, et elle aurait été remplacée par une vilaine sorcière.

Et lui reviennent en mémoire toutes ses ivresses et ses délires stupéfiants, ses folies, et tous ces instants hallucinants durant lesquels elle fut tentée d'user, d'abuser, de consommer quelques champignons dans la forêt, quelques drogues illicites. Et c'est cette petite fille dormeuse qui revient là en rêve, dans cette fuite de la réalité.

Elle se réveille de ce rêve de rêve. Glissant sur le côté, un autre lit lui ouvre les bras vers un nouveau rêve, porte des souvenirs.

Le sixième lit est celui de Joyeux

Ce sont des souvenirs de joie et de gaîté sombre, des moments de plaisir à être méchante et à faire souffrir, des instants d'humour noir, de plaisirs mesquins, de ces expériences où la *joie* n'a rien d'un flot de vie qui nous traverse. C'est un plaisir dont on est à la fois la source et l'estuaire, c'est-à-dire le seul à en profiter.

Un garçon est amoureux d'elle et elle fait semblant de l'être. Elle le séduit, accepte les rendez-vous sans jamais s'y rendre ; elle fait lire les lettres enflammées à ses copines tout en se moquant de lui, et enfin un jour accepte de le rejoindre au cinéma. Il est là dans la file d'attente, elle est belle avec ses 17 ans et sa blanche robe légère. Elle s'approche de lui. Un autre élève est là, elle se met à lui parler, ignorant son amoureux. Elle éclate de rire lorsqu'il lui parle et reste impassible face à celui qui l'aime.

En rentrant le soir elle s'allonge sur le lit et pleure. Elle ne se comprend pas ; pourquoi s'est elle privée de tant de joie et en a-t-elle privé l'autre également ?

Sur cette question elle s'éveille, agitée. Bousculée, elle bascule vers le dernier lit.

Le septième lit, celui de Prof

Là elle rêve de tous ses éducateurs, tous : parents, enseignants, tous ces adultes bien pensants qui voulurent lui imposer leur conception du bonheur au lieu de la rencontrer elle. Tous ces gens qui voulurent transmettre leur expérience comme on remplit un verre. Imposer. Voici que l'angoisse la rend pâle, sous le feu des regards comme d'autres sous le feu des balles.

C'était il y a un ou deux ans peut-être, autour de ses 18 ans. Elle est là dans la classe face à un professeur qui la juge sournoisement. Elle voudrait rentrer dans le mur et devenir une des images qui le décorent. Au lieu de cela, elle subit les vociférations tonitruantes de cet homme qui lui répète pour la millième fois la même chose. « Écoute ce que je te dis, faudra-t-il que je t'ouvre la tête pour y mettre toutes les équations ? » Mais elle n'est pas un gobelet, ni une timbale, et ce n'est pas cela apprendre. Mais qu'est-ce qu'apprendre ?

De rencontre en rencontres

Avant de pouvoir répondre à cette question, un grand ramdam la réveille, un bruit et des chants. Ce sont les enfants qui rentrent... en tous cas, les propriétaires de ces sept lits.

Comment va-t-elle faire pour ne pas les effrayer ? Car elle-même fut effrayée par des adultes et par des imprévus ; elle est les deux à la fois : adulte et imprévue. Alors que faire ? Attendre et faire confiance... ?

Oui, car la surprise passée, les sept propriétaires de cette maison l'accueillent chaleureusement. Ce ne sont pas des enfants. Ce sont sept hommes de petite taille, sept amis qui vivent là ensemble, dans l'harmonie et la bonne humeur. Assis maintenant en cercle autour d'elle, ils lui posent mille questions, pas pour avoir des réponses, mais pour entendre le son de sa voix. Ils adorent les nouveaux chants, et la beauté de la voix de Blanche-Neige est un miracle, une mélopée, une douceur infinie qui descend jusqu'aux en-trailles pour les caresser, en amie.

Elle a retrouvé une nouvelle famille, de l'énergie, car elle a des projets. Sa glande surrénale fonctionne comme dix locomotives – elle danse, rit et s'agite en tous sens, mue par une force magnifique.

Pendant ce temps sa mère s'inquiète. Son vœu le plus cher est de la faire grandir, la faire devenir femme, car après tout il s'agit bien de sa fille !

Elle lui a préparé un gâteau particulier fait de noix anglaises et de pommes. Une recette magique qui permet le passage initiatique de l'enfance vers le monde adulte. Mais elle ignore que ce chemin a déjà été fait par sa fille.

Alors, la mère cherche sa fille. Un jour, deux jours et un soir, la rencontre a lieu, aux abords de la maison. Blanche parle en riant à tout ce qui bouge : lapins, mésanges, fleurs, faon, tout ce qui vit. La mère a reconnu la voie jalousée, si belle, si franche et si claire. Elle s'avance et sort, comme un serpent glisse, hors de la pénombre du sous-bois pour apparaître en pleine lumière face à sa fille qui, effrayée, surprise, recule d'un pas. Blanche se remet de cette émotion, et s'excuse d'avoir eu peur, et... à la fois reconnaît et ne reconnaît pas sa mère. Elle la voit encore plus laide que d'habitude, comme une vieille sorcière boutonneuse. Mais en même temps, au fond d'elle-même, ne veut pas lui faire de peine. Alors elle accueille sa mère, consomme comme Ève autrefois la pomme de la connais-sance sous forme d'un gâteau, et la mère comprend à cet instant que pour grandir, pour devenir elle-même, sa fille doit refuser ce cadeau. Si elle accepte, c'est qu'elle est encore une enfant. Et cette vieille femme est tourmentée par l'impossibilité d'offrir un bon choix. La seule issue serait de disparaître, de mourir symboliquement afin que sa fille puisse devenir adulte et la dépasser. Elle demande de l'aide et accepte cette chute, elle accepte cette mort de l'éducatrice pour renaître en tant que femme et épouse. Ainsi pour la fille la mère est morte, pour la mère la fille est endormie. Elles se rejoignent par l'inconscience de leur état tout en étant chacune libre de vivre sa propre histoire.

Le sommeil de Blanche-Neige...

Blanche-Neige, suite à une indigestion pensent les médecins, est tombée dans le coma. Blanche-Neige attend. Blanche de son prénom, Neige de son nom de famille, ne peut rien faire d'autre qu'attendre. Tel est le principe féminin contenu à la fois chez les hommes et les femmes. Elle attend son roi, ce père sous forme d'un prince qui viendra lui manifester sa tendresse, qui viendra enfin lui permettre d'être pleinement femme en son corps aussi. Elle attend un geste, un regard, une parole ou un baiser qui va réveiller son corps, ses glandes et guérir sa peau. Cette peau devenue blanche pour laisser passer toute la lumière. Car cette blancheur générale n'a d'autre sens que de permettre à la lumière du soleil de la pénétrer, comme celle du père, de l'homme, tant son désir d'être en contact est grand. Chaque cellule de son corps aspire à cela : recevoir.

Décider d'une thérapie

Et l'homme vient, il la touche, l'embrasse déjà, la réchauffe, et la neige s'embrase ; il la fait vivre et la hisse hors du coma comme la fille de Jaïre[1] ; elle va quitter son enfance définitivement. Les sept personnages, comme le brouillard du matin, s'évanouissent. *Ont-ils vraiment existés* ? Et le chasseur ? Où est-il ? Dans son esprit ?

Est-ce que pour autant l'histoire est bien finie ? Il semble que non car Blanche-Neige dans sa nouvelle demeure est perturbée, submergée, débordée, envahie par des émotions mêlées d'images venues de souvenirs souffrants. Alors son mari et elle décident de traiter tout cela.

C'est ainsi qu'un jour de ses vingt ans, ses pas la conduisent dans un cabinet de thérapeutes tout à fait hors du commun et qui ont la réputation d'être sept géants de la thérapie. Oui, ce cabinet est tenu par sept thérapeutes, car le processus de la guérison profonde est un chemin constitué de plusieurs séquences comme autant de couleurs sont nécessaires pour constituer l'arc-en-ciel. Le processus de

---

1. Cf. *L'Évangile selon saint Luc*, chapitre 8, verset 41.

guérison est un chemin qui traverse une forêt sombre. Sept professionnels sont nécessaires pour ce voyage. Dans ce cabinet, chaque
thérapeute excelle dans une des sept séquences. Et chaque patient
suit un chemin, un chemin d'évolution, un chemin d'introspection,
de guérison, un chemin d'éveil qui passe de thérapeute en thérapeute.

Le premier vous éduque, vous explique afin que vous sachiez de
quoi il en retourne, quel est votre problème ! Il vous décrit certains
processus internes pour vous permettre de mieux vous reconnaître.
Ce premier thérapeute se nomme Prof. Grâce à cela, vous pouvez
décider si vous êtes au bon endroit et accepter ou non de travailler
sur vous, mais toujours en connaissance de cause. « Avant d'aller
dans la forêt, j'ai besoin de comprendre ce qu'est une forêt, un chemin, et pourquoi la traverser. »

Le second, Joyeux, nous rassure, nous encourage et nous permet
de contacter des ressources, de belles capacités. Avons-nous envie
d'aller dans une forêt sombre sans trousse de survie, d'aller dans
notre inconscient terrifiant sans être sûr de pouvoir y affronter tous
nos démons et nos fantômes intérieurs ? Non ! Nous prenons sur
nous de quoi nous repérer, nous nourrir et employer tout notre potentiel. Dans la forêt, nous apprendrons à découvrir des fruits délicieux, nous apprendrons à lire sur le tronc des arbres et les traces au sol.

Le troisième, Dormeur, nous apprend à nous relaxer. L'enfant
blessé en nous ne se laissera pas approcher. Il faut le rassurer, l'apprivoiser comme le fit un jour un certain petit Prince pour un re-
nard. Il nous apprend à repérer nos illusions, nos rêves, à les dé-
noncer. Ainsi la forêt semble moins menaçante.

Après seulement nous sommes prêts à rencontrer « la triade de
la guérison » : elle réunit celui qui s'occupe des problèmes physiques, celui qui traite les difficultés émotionnelles et celui qui change
les blocages comportementaux. Nous voici au cœur de la forêt, et
trois guides, Atchoum, Timide et Grincheux, vont s'employer à
transformer ce lieu sauvage en un magnifique jardin. Un jardin à
notre goût. Un jardin dans lequel nous pourrons bientôt entrer et
sortir à volonté, rien que pour le plaisir.

Après quoi..., surprise ! C'est le dernier, ou le premier d'un nouveau cycle... mystère, mystère !

Mais là, tout de suite, le chemin démarre par le premier cabinet...

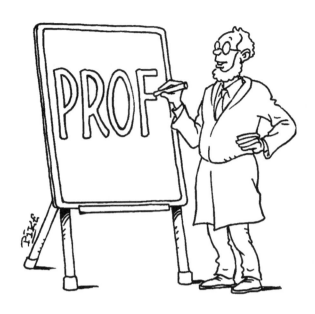

Première partie

PROF

1. Mieux comprendre la maladie, éduquer

P.R.O.F. : *Penser... Ressentir... Observer... Faire*

L'homme est barbu, proche d'un grand tableau blanc, il explique. Il explique que l'être humain commence son chemin de guérison par la prise de conscience qu'il a des pensées ; et d'écrire sur le tableau la lettre « P ». Dans ses Pensées demeurent ses valeurs et ses croyances. Mais que devient une croyance ? La croyance provoque un Ressenti ; et d'écrire la lettre « R ». D'où vient ce ressenti, cette sensation qui palpite, qui brasse, qui remue, qui noue, qui creuse à l'intérieur ? De tous nos sens qui Observent sans cesse par les yeux,

les oreilles, le nez, la peau, la langue, par les poumons, par l'estomac, les reins, le squelette et tout le reste ; nous observons à chaque instant autour de nous, le monde ; et d'écrire la lettre « O ».
Conscients de tout cela, de nos pensées, de nos ressentis, de nos
observations passées et présentes, nous pouvons nous permettre de
Faire, d'agir sur ce même monde extérieur, et d'écrire la lettre « F ».

Ce premier thérapeute vient de se présenter, il a pour nom Prof.
Il continue :

« Avez-vous votre permis de conduire ?

— Non, mais je suis en train de le passer.

— Vous allez suivre plusieurs cours qui vont vous permettre
d'avoir cette compétence.

Quelles capacités sont à développer pour maîtriser un véhicule ?

1. Connaître ses besoins

Vous devez connaître les besoins internes de votre véhicule : il lui
faut du carburant, il lui faut de l'oxygène et il lui faut pouvoir éliminer ses déchets. Si vous ne tenez pas compte de cela, vous n'avancerez pas. »

Blanche-Neige réfléchit à ce que cet exemple évoque pour elle.

Son inconscient a déjà trouvé. Enfantin ! Elle a besoin de nourriture, de respirer de l'air, et d'évacuer l'inutile. Cela évoque également son besoin de douceur, de nourriture affective, de vivre libre,
et de ne pas être embarrassée par trop d'embêtements.

2. Se protéger

« Votre véhicule doit être protégé du monde extérieur avec les
pare-chocs, la carrosserie. Être protégé également du gel pour pouvoir bien fonctionner. »

De quoi s'agit-il ? Pour une partie de son inconscient, cela évoque
ses vêtements qui la mettent à l'écart du froid comme de la brûlure
du soleil. Pour l'autre partie, il faut se protéger des phrases bles-
santes, moqueuses, des regards intrusifs.

3. Soutenir en mouvement

« Votre véhicule a des roues et une structure qui soutiennent le moteur, un habitacle, et tout ce qui crée un lien entre les éléments qui le composent. »

À l'écoute de cette description, elle sent vibrer ses os, ses muscles et ses désirs de voyage.

4. Communiquer

« Votre véhicule est capable d'entrer en relation avec le monde extérieur grâce aux rétroviseurs, aux phares, au klaxon, au GPS parfois. À chaque instant, vous êtes en communication avec l'extérieur, informée et vous pouvez agir, changer, intervenir grâce au volant et autres manettes. »

Pour Blanche-Neige, Prof fait allusion à ses cinq sens.

« Lorsque vous savez tout cela, est-ce que vous pouvez commencer à piloter votre automobile ? Et bien non !

Connaître les règles

Il vous faut connaître non seulement le fonctionnement de votre véhicule mais également les règles, le code de la route propre au pays et à l'époque qui vous entourent. Ainsi le code de la route, vieux de trente ans, n'est pas celui d'aujourd'hui ni celui qui fait référence en Angleterre. Chaque lieu a ses exigences, ses lois, son code.

Il nous faut connaître code et conduite, y *Penser* pour que notre véhicule n'ait aucun accident ni aucune panne. » Prof s'enflamme et ajoute : « Lorsque cela n'est pas le cas, je vais avoir un indicateur sous la forme d'un voyant lumineux qui s'allume sur mon tableau de bord. Il s'agit là de ma sensibilité, de mon *Ressenti*. J'*Observe* une lumière rouge, une jauge, une aiguille qui indique que je n'ai plus de carburant, par exemple. Et bien ce symptôme, cette lumière rouge, qu'il s'agisse d'un symptôme, d'un ressenti ou d'une maladie, qu'est-ce que j'en *Fais* ? Si le voyant s'allume sur le tableau de bord, est-ce que je vais prendre des pinces pour couper les fils ? Il n'y aura alors plus de lumière rouge, mais le problème sera-t-il traité pour autant ?

À d'autres instants, je peux être agacé par le flot de la circulation, par les sens interdits qui sont en face de moi, les feux au rouge qui me gênent et me déplaisent. Est-ce que pour autant je dois franchir le sens interdit, est-ce que pour autant je dois refuser le réel ? Si je le fais, c'est à mes risques et périls comme à ceux d'autrui. »

Les besoins biologiques

Et Prof de reprendre :

« Ainsi Blanche, je te pose la question : toi qui as un corps, as-tu appris à t'en servir ? As-tu passé ton permis de conduire sur les chemins du monde et ton code de la route en société ? As-tu franchi l'examen 'du bon usage de nos besoins biologiques' et réussi à 'l'école des relations au monde' ?

Si tel était le cas, nous ne serions plus jamais malade. Si nous savions exactement tous les besoins de notre corps en nourriture, en oxygène, les besoins qu'il a d'éliminer tous ses déchets quels qu'ils soient — comme les tensions par exemple. Le besoin que notre corps a de se protéger du soleil ou des insultes. Le besoin d'avoir une structure pour tenir debout, c'est-à-dire des valeurs. Le besoin de communiquer, c'est-à-dire d'aimer, d'être aimé, de reconnaître autrui comme d'être reconnu, le besoin d'une communication saine, épanouissante. Si nous respections tous ces besoins, si nous étions capables d'être en phase avec l'extérieur, c'est-à-dire d'accepter le code social, familial, culturel de l'époque et du lieu, pourrions-nous encore être malade ?

En effet, lorsque je voyage en Martinique, au Canada, au Maroc ou à Tahiti, comment se passe mon interaction avec ce monde extérieur ? Est-ce que je m'adapte docilement ou est-ce que je refuse ? Ai-je le choix après tout ? Puis-je refuser que le feu soit rouge ? Puis-je refuser que des voitures anglaises roulent à gauche ? Puis-je refuser qu'il n'y ait que ce type de plat à manger ? Ai-je le choix de la température du soleil africain ou de l'hiver québécois ?

Non. Non. Non je n'ai pas le choix, le réel est le réel et mes besoins biologiques intérieurs sont mes besoins biologiques intérieurs. Si entre les deux (mes besoins et le réel) il y a une fracture, une gêne, une agression ou une frustration, puis-je changer la température à l'extérieur, le comportement d'autrui, puis-je me passer d'oxygène ? De sommeil ?

Non. Mon pouvoir est limité lorsque je veux influencer le monde extérieur. Mon pouvoir est limité lorsque je veux changer mes besoins intérieurs. Entre mes besoins (biologiques, physiologiques, psychologiques) et le monde extérieur (ses exigences, son offre), il y a un sas, il y a un univers qui m'appartient et c'est dans cet univers que j'ai tout pouvoir, toute liberté, toute latitude infinie. C'est cet espace qu'il y a entre toute relation : un homme et une femme, deux amis, un parent et un enfant. Il y a un espace illimité, infini entre deux amants qui s'aiment, qui mêlent leurs corps, leurs souffles et leurs sécrétions. Et cet espace est 'liberté'. »

Et le vieillard barbu sort un livre signé de Rilke puis lit :

« Le partage entre deux êtres est impossible, et chaque fois que l'on pourrait croire qu'un tel partage a été réalisé, il s'agit d'un accord qui frustre l'un des partenaires, ou même tous les deux, de la possibilité de se développer pleinement.

Mais lorsque l'on a pris conscience de la distance infinie qu'il y aura toujours entre deux êtres humains quels qu'ils soient, une merveilleuse vie côte à côte devient possible : il faudra que les partenaires deviennent capables d'aimer cette distance qui les sépare et grâce à laquelle chacun des deux aperçoit l'autre entier, découpé sur le ciel. »

Blanche-Neige demeure silencieuse. Jamais elle ne s'était posé ces questions. Elle ne comprend pas encore pourquoi cet homme lui expose tout cela. Plus tard, elle comprendra que tout chemin thérapeutique contient des aspects pédagogiques. Souvent, comprendre le « pourquoi » permet de commencer à guérir. Une fois guéri, ce n'est pas fini. Il faut apprendre à construire. Et Prof prépare ce chemin-là. Par ses explications, il plante des graines, pose des panneaux indicateurs qui apaisent l'inconscient ; celui-ci sait où il est et ce qui l'attend.

Un réajustement au réel : la maladie

Prof continue son exposé afin de donner un cadre à Blanche-Neige, des repères sur son chemin de guérison. Car il est utile de se connaître, de se comprendre pour guérir, grandir et se dépasser. Peut-on se guérir si on ignore qui, que ou quoi guérir ?

Croyance, croyances !

« Le décodage biologique des maladies repose sur un paradigme de base nouveau, autrement dit un nouveau système de pensée, de croyance, une autre manière d'aborder la question de la maladie.

Nos croyances conscientes et inconscientes en matière de maladie/santé ont une influence immédiate sur le traitement et la prévention de celles-ci. Si vous croyez n'être qu'un assemblage chimique et que la maladie n'est qu'un dérèglement chimique, pour traitement vous prendrez des médicaments chimiques ! Si vous croyez que l'être humain est Énergies et que la maladie vient d'une perturbation de ces dites énergies, pour recouvrer la santé, vous agirez sur les méridiens et points énergétiques repérés sur votre corps. Si vous croyez que le vivant est un être émotionnel, subséquemment pour vous, la maladie naissant d'une faiblesse de cet ordre, vous choisirez de permettre à cette personne de contacter, exprimer, libérer ses émotions.

Croyances éricksonienne, doltoienne, jungienne, freudienne, homéopathique uniciste, pluraliste, anthroposophique, ostéopathique, éthiopathique, péhèneliste..., chacun se réfère à un cadre de compréhension de la maladie, cadre le plus souvent inconscient.

Cadre qui éclaire et aveugle tout à la fois, qui ouvre et ferme sur lui-même. La mise au point de tout microscope n'autorise qu'un merveilleux champ réduit d'observation ! Et de même pour le télescope, l'intelligence scientifique, philosophique, ou théologique. »

Prof ouvre un nouveau livre et lit :

« Nous voyons ce que nous avons appris à voir. Nous entendons ce que nous avons appris à entendre. Nous déduisons, nous comprenons, nous ressentons... ce que nous avons appris à déduire, comprendre, ressentir...

Et si ce que j'ai appris m'empêchait d'entendre ? Si je m'accrochais à du déjà nommé, du déjà identifié, de 'l'appris par peur', par peur de me perdre ?

Alors comment savoir si mon oreille reçoit ou si elle émet ? Ai-je une écoute qui occulte ou qui ausculte ? Pire : une écoute qui imposerait son savoir ! »

Blanche-Neige l'interroge : « Alors comment éviter ces déviances ?

— En s'appuyant sur la vérité du ressenti, nos sensations. Cela ne ment pas, car cela échappe à tout contrôle de la volonté : ça bouge dedans, ça se tord, se crispe, se creuse comme un vide, un abîme, ça pèse une tonne, se noue, se tend, ça se dit dans le ventre, le plexus solaire, la gorge, sur les poumons comme une oppression, les genoux flageolent, tous les muscles du corps se durcissent ou s'amollissent, et le fond de la gorge s'assèche. C'est du vrai, ça n'est plus de l'interprétation ou du discours...

Tu comprends, tout est sous-tendu par nos croyances, nos opinions. Alors puisque tu vas rencontrer mes six collègues, et afin de vivre et d'utiliser au mieux tout ce qu'ils vont te proposer, je vais t'expliquer les croyances qui sous-tendent le Décodage Biologique des Maladies. »

Pendant que Blanche-Neige l'écoute, il observe les réactions de la jeune fille.

Chacun de nous pour se soigner se réfère inconsciemment à certaines croyances

« Pendant des siècles, des croyances très répandues affirmaient que les maladies venaient du diable, d'une possession, ou étaient une épreuve envoyée par Dieu pour sanctifier ses fidèles. Puis la maladie vint des étoiles, du sol, de la nourriture, plus récemment de la génétique. Il y eut, il y a et il y aura beaucoup de croyances, inventées pour justifier les maladies.

Mais au fond, que l'on utilise des antibiotiques, de l'homéopathie, des plantes ou des minéraux, tout le monde est au moins d'accord sur un point : il faut combattre la maladie, la maladie est mauvaise. Et c'est sur cette idée que reposent ces thérapies.

Il existe ainsi de nombreuses propositions tout à fait passionnantes et utiles lorsqu'elles amènent de la santé et de la conscience.

— Mais comment s'y retrouver dans toutes ces propositions, dans toutes ces hypothèses ? Quel chemin emprunter ? l'interroge Blanche-Neige.

— Celui qui est le mien et auquel je m'intéresse depuis plusieurs années n'est pas l'origine psychologique de la maladie, mais son fondement biologique. Pour cette raison, je parle de *Décodage Biologique des Maladies* et de *Psycho-bio-thérapie*.

Un nouveau paradigme

L'originalité du décodage biologique des maladies repose donc sur un changement de paradigme que l'on pourrait formuler en faisant écho à la pensée de C. Jung : *Nous ne sommes pas là pour guérir de nos maladies, mais nos maladies sont là pour nous guérir.*

C'est quelque chose d'extrêmement provocateur ! Face à quelqu'un qui a un rhumatisme depuis plus de vingt ans, c'est même arrogant de lui affirmer que la maladie c'est bien !

En conséquence de quoi, il s'agit de bien distinguer 'maladie' et 'intention positive'. Par exemple vomir est un symptôme, désagréable, dont l'intention positive est de nous débarrasser d'un toxique alimentaire.

De l'action à la réaction, la mise en maladie

Nos maladies sont là pour nous guérir...

Mais au fait nous guérir de quoi ?

De quelque chose qui s'est caché dans l'invisible, dans l'inconscient, pour ne plus nous faire souffrir. D'un choc bien précis, mais tombé dans l'oubli.

Par exemple, si j'ai la peau toute rouge brûlée, cela a beau être le soir, la cause m'est connue : j'ai passé la journée en plein soleil. Je peux facilement faire un lien entre la cause et l'effet, entre le soleil et la brûlure, puis le bronzage sur ma peau. Le problème avec

PROF

toute maladie c'est que la cause s'est cachée. Nous ne voyons que la réaction, la maladie. Dans cet exemple, la réaction c'est le coup de soleil. De la même façon, on va tousser, faire une sclérose en plaques, ou d'autres pathologies à distance et en réaction à un choc oublié.

— Voulez-vous me dire que le bronzage est un codage ? La peau subit une action, l'ensoleillement, auquel suit une réaction : le bronzage. Est-ce que toute maladie suit ce processus ?

— Oui. Elle est une chance supplémentaire d'adaptation face à un événement extérieur qui nous surprend.

Si je vois quelqu'un vomir, je vois une réaction. Je ne vois pas forcément la toxicité du champignon ou de l'huître pourrie qu'il a ingérée une demi-heure auparavant. Je le vois en train de vomir, c'est la réaction. Ce symptôme est une réaction de survie. Cela est bien en soi.

— Je comprends, on vomit afin de ne pas mourir empoisonné, on bronze afin de s'adapter, de ne pas brûler. C'est bien cela ? Mais quel rapport y a-t-il avec la maladie ? Quel rapport y a-t-il avec quelqu'un qui a un cancer ou un ulcère à l'estomac ?

Peut-on différencier le Réel de l'Imaginaire ?

— Il s'agit en réalité d'un phénomène connexe répondant à une loi fondamentale selon laquelle notre cerveau biologique ne peut pas faire, ne sait pas faire et ne fait pas la différence entre le réel et l'imaginaire, entre une huître pourrie dans l'estomac et une phrase inacceptable. Chacun peut en faire l'expérience : imagine une tranche de citron sur ta langue dont le jus coule entre tes dents, chatouille tes gencives, se promène au fond de ta gorge... La seule idée de mordre dans cette tranche de citron commence à faire saliver certains.

— Pour moi, c'est désagréable... pourtant, je n'ai rien dans la bouche !

— Lorsqu'un enfant joue et se console avec sa console face à l'écran avec un logiciel de James Bond, il est James Bond. Il est dans cet imaginaire-là. Il transpire des mains, halète, se passionne. Pourtant il est dans le virtuel, dans l'imaginaire.

C'est la même chose qui se passe au niveau de notre biologie. L'*idée* d'être sali et le *fait* d'être sali sont décodés de la même façon par notre biologie. Et c'est la biologie qui fabrique plus de peau là où cela est nécessaire, qui entraîne nausées et vomissements lorsque cela est utile, ou qui va créer de la diarrhée si le ressenti est celui d'une 'saloperie' indigeste : soit réelle – parce qu'il y a quelque chose que mon corps refuse de digérer, soit virtuelle – parce que l'on nous a dit ou fait quelque chose d'inacceptable, d'indigeste ou que l'on se retrouve touriste, dans un pays étranger dont on n'arrive pas à accepter la culture, les us et coutumes... C'est alors notre corps qui exprime la solution, biologique, qui est : *puisque l'on m'impose quelque chose, je vais l'éliminer.*

— Je me souviens, il y a peu de temps, d'un prof qui m'a interrogée devant toute la classe et s'est moqué de moi. Le midi je n'ai pas pu manger. J'avais comme quelque chose coincé dans l'estomac. C'est je crois sa phrase humiliante que je ne pouvais pas accepter, se remémore avec émotion Blanche-Neige.

Le ressenti biologique

— Je vais te raconter une première histoire, réelle, d'une femme de 35 ans à qui l'on a annoncé que son fils de 6 mois était autiste. Le soir même, elle s'est mise à produire abondamment du lait des deux seins. Son ressenti à ce moment-là était : *il faut que je m'occupe de l'autre.*

En soi il est inutile de fabriquer du lait : cela n'apportera pas une solution au problème de son fils. Mais notre biologie met en route un programme d'adaptation par rapport à ce que l'on ressent. Si le ressenti est : *mon enfant est en danger, il a besoin de moi*, la solution biologique archaïque, archétypale c'est de faire du lait. Ce n'est pas de faire un ulcère à l'estomac.

Le ressenti est au cœur du Décodage Biologique des Maladies et de sa forme de Thérapie. C'est lui l'articulation entre extérieur et intérieur.

— Oui en convient Blanche-Neige, mais imaginons qu'à l'annonce de l'autisme de son fils, cette femme réagisse en disant : *Et alors, où est le problème ? Ça n'a aucune importance...*

— À ce moment-là rien ne rentre dans sa biologie. S'il n'y a pas de problème, il n'y a pas besoin de chercher une solution ni d'exécuter un programme d'adaptation.

— Donc, l'important est le ressenti à l'instant du choc, c'est psychologique ?!

— Non ce n'est pas de la psychologie ni de la psychanalyse. Nous sommes là dans le biologique. Il y a une situation extérieure qui va être reçue par notre biologie.

Il faut bien comprendre que du point de vue de la biologie pour cette mère, l'autisme du petit ne correspond à rien. Ça n'existe pas pour la biologie : *mon fils est autiste*. Mais ce qui existe, en terme biologique, ce sont des ressentis relatifs à la souillure, la séparation, la rancœur, le manque, le danger... À chacun de ces ressentis correspond un organe. La pertinence de cette démarche vient justement de pouvoir décoder chaque cellule de chaque organe.

— Pour vous, chaque partie de notre corps est l'expression d'une fonction biologique de survie ?

— Exactement.

Dis-moi ce que tu ressens, je te dirai de quel organe tu me parles...

Cela signifie que selon le ressenti, des organes différents pourront être touchés.

— Imaginons qu'elle vive cet événement comme un conflit de peur bleue, de terreur. Que va-t-il se passer ? demande-t-elle.

— Il y a un organe, le larynx, qui a pour fonction d'appeler à l'aide, au secours. Maintenant, si elle se dit : *il est autiste, je n'aurai plus de contact avec lui*... C'est alors l'épiderme qui est touché, car c'est lui qui s'occupe du contact avec le monde extérieur (les conflits de séparation touchent l'épiderme).

Si je dis de manière provocatrice que ce n'est pas psychologique, c'est parce que cela se réfère directement à notre biologie, notre quotidien... Je suis au cinéma, nous sommes assis les uns à côté des autres, il fait très chaud, je manque d'espace... et puis je manque d'air, je ne me sens pas bien... Quelle peut être ma solution biologique ? Non pas intelligente, mais biologique ?

— Je ne sais pas.

— C'est de creuser mes bronches pour avoir plus d'espace.

— Et si le fait qu'il y ait beaucoup de monde derrière moi me fait peur ?

— Ce ressenti s'exprimera par une autre partie du corps qui peut être la rétine.

Pourquoi la Maladie ?

Cette démarche est avant tout pratique et concrète. Ce que je suis en train de te rapporter vient de l'expérience, qui est devenue théorie, et non d'une théorie qui serait devenue une expérience. La démarche au départ a consisté à observer N personnes présentant un ulcère à l'estomac et à se demander ce que ces personnes avaient en commun. De rencontrer N femmes ayant un problème au niveau de la glande du sein gauche, et de se demander ce qu'elles avaient en commun. Et ainsi pour tous les symptômes. Qu'est-ce que cela vient nous dire ? Quelle est l'utilité finalement de faire une mastose du sein gauche ? Qu'est-ce que la maladie, qu'est-ce que la pathologie, qu'est-ce que le symptôme apportent de supplémentaire, d'utile par rapport à la physiologie, par rapport à la norme ? En quoi est-ce intéressant ? Et pour trouver la réponse, nous avons été conduits à revenir à la fonction biologique de chaque organe.

— Mais qui est ce 'nous', qui a découvert tout cela ?

— Des liens organes/ressentis ont été pressentis par S. Freud et Groddeck, puis découverts par Geerd Hamer et d'autres chercheurs, en écoutant simplement les gens, chacun, chacune, dans son ressenti émotionnel, biologique, c'est-à-dire dans la chose que la personne ne sait pas dire, ne veut pas dire, ou ne peut pas dire au moment du choc.

La tête et les tripes

— Mais dites-moi, Prof, parfois quelqu'un est renvoyé de son travail et il affirme à ses collègues : *ce n'est rien, je m'en fiche, ça n'a pas d'importance,* et plus tard, il tombe malade. Où est le lien ?

— Il y a ce qu'il affirme intellectuellement... et ce qui se passe au niveau de ses 'tripes', qu'est-ce qui se vit au fond ? Quelle est la chose qu'il n'exprime pas ? Ça, c'est le ressenti ! »

Mieux comprendre sa vie

Prof se place à côté d'un grand tableau blanc et inscrit des mots importants. C'est là sa technique : mettre le cadre, expliquer, jusqu'à ce que chaque patient se reconnaisse, se comprenne, fasse grandir sa conscience intérieure. Cela a de nombreux avantages : les gens se détendent, et cette grande machine qui a pour nom l'inconscient n'est plus ni un monstre ni un vieux château peuplé de fantômes. Il devient un ami, une bâtisse avec des pièces secrètes pleines de trésors.

Le premier mot écrit est : 'événement extérieur'.

Définitions des réalités suivantes
Étude de leur mode de relation

1. Événement extérieur

« Onze millions de stimulations à chaque instant submergent nos sens : les yeux, les oreilles, la peau, les muqueuses, le nez, la langue. Qui est conscient de chaque information, à chaque instant de sa vie ? Toi ?

— Non ! Personne.

— Bien sûr. Nous en gommons le plus grand nombre. Nous sélectionnons chacun notre lot d'informations, différentes des informations sélectionnées par le voisin. Vous avez partagé le même voyage avec un ami. De retour chez lui, il ne décrit pas les mêmes paysages à ses proches ! Toutes ces informations extérieures et ces éléments sensoriels sont triés. Puis, agencés entre eux, ils deviennent un événement, c'est-à-dire un ensemble de données sélectionnées, une représentation. Par exemple tu es en classe, au tableau, face à un professeur et à tes camarades de cours. Le professeur prononce certains mots particuliers. C'est un événement.

ÉVÉNEMENT = ENSEMBLE DE DONNÉES NEUTRES

2. Le sens, la signification

L'événement, pour être perçu, a besoin des organes des sens. Pour être reçu, utilisé, mémorisé, il a besoin d'avoir un sens, une signification. Pour l'homme comme pour l'animal. Le lion ne remarque pas le panneau indicateur avec le schéma d'une hyène dessus ; il est par contre sensible à l'odeur de l'urine de sa rivale, ainsi qu'au mouvement d'une gazelle. Cela a du sens pour lui, pour sa survie. Il a des *'organes organisés'* dans ses prises d'informations. L'oisillon distingue le cri de sa mère, il piaille, tend le cou ; à tout autre bruit il se tait, redoutant le prédateur.

Ainsi le sens naît d'une mise en catégorie des données de bases. Telle organisation de l'information veut dire danger, telle autre : sécurité, nourriture, présence, reconnaissance, amour, punition, etc.

Le monde n'a pas de sens en soi, spontanément. Nous lui donnons un sens !

— Mais qui en nous décide de donner tel sens plutôt que tel autre ?

— Eh bien au centre de nous, ce n'est pas nous, c'est l'autre, les autres, le tout Autre.

Pour le lion comme pour l'oisillon, *les autres* c'est la mémoire de tous ses ancêtres lions ou oiseaux qui a transmis cet apprentissage. Blanche-Neige, tu peux toucher un écureuil à New York, mais pas dans les forêts fréquentées par des chasseurs. Pour nous les humains, les autres ce sont nos éducateurs, ceux qui orientent notre attention, qui la focalisent sur tel ou tel élément du paysage. Les valeurs des parents et de tous les ancêtres imposent leurs choix en nous. Ainsi, M. X, petit-fils d'une victime de la guerre, est un militant pacifiste, il croit avoir choisi ses principes ! M. W, issu d'une lignée de paysans pauvres, croit choisir librement le métier de fonctionnaire pour la sécurité de revenu. La psychogénéalogie[1] nous parle abondamment de cela.

Les autres de notre lignée décident en nous du sens organisateur des données.

— Pour vous, Prof, lorsque j'étais au tableau et que l'on me criait dessus, cela pouvait être pour de multiples raisons ?

— De multiples raisons bien sûr. Parce que ton enseignant te veut du bien et c'est là sa seule façon de le manifester. Parce qu'il est jaloux de ta beauté. Parce qu'il te déteste. Parce que tu lui fais penser à quelqu'un qu'il déteste. Parce qu'il se déteste. Parce qu'il a une rage de dents.

— Cela me rappelle quelque chose. Lorsque j'avais sept ans, mon père m'ignora puis me gronda et je m'en trouvai si fort agressée que j'eus peur de croiser jusqu'à son regard. Quelques jours passèrent et un soir, il vint vers moi de gentille humeur. Il voulait jouer avec moi. Je ne compris pas ce revirement ; ma mère alors s'exclama : « Je vois que tu n'as plus mal aux dents ! ». Je mis du temps à réaliser qu'il est préférable de ne pas se croire responsable du comportement des autres. Quoi qu'il en soit, d'entendre ma mère me fit du bien. Aujourd'hui je comprends pourquoi il me cria dessus. Non parce qu'il me détestait mais parce qu'il avait mal aux dents..

1. Cf. bibliographie en fin de livre.

> LE SENS = CLASSIFICATION DE L'ÉVÉNEMENT
> PAR NOTRE MÉMOIRE.

3. L'émotion

— L'événement extérieur (les cris de ton père) rencontre le sens donné (il est méchant – il a mal aux dents) par le récepteur (toi). Le tout produit l'émotion (peur ou compassion).

De la rencontre de l'événement extérieur et du sens donné (par les autres en nous) jaillit l'émotion.

— Quelle différence y a-t-il entre l'émotion et la sensation ?

— L'étymologie peut nous donner la réponse. Elle nous apprend que 'émouvoir' vient de 'mettre en mouvement'. Ainsi, pouvons-nous dire : l'émotion est *une émeute dans notre corps* !

L'émotion est une énergie impressionnante qui veut mettre du mouvement dans notre vie. Ne dit-on pas :

> *La peur donne des ailes, l'amour aussi.*
>
> *La passion déplace les montages.*
>
> *La colère fait fondre le métal, et s'abattre les murailles...*

L'émotion est soit :

- Vécue positivement : et devient une Ressource pour notre vie.

- Vécue négativement : et nécessite une réaction d'adaptation.

- Neutre : elle n'est porteuse d'aucun sens, donc ne produit aucune émotion ; la mémorisation de l'événement est impossible.

— Mon père me crie dessus. Si je me dis : *Cela veut dire qu'il m'aime*, repenser à cette scène est source de joie. Mais si je crois que cela veut dire *je suis mauvaise*, cela crée en moi du stress, de la dévalorisation, un bouillonnement intérieur que je ne veux pas garder, là, en moi. Si cela veut dire que ni il m'aime, ni il me déteste, *c'est lui qui a un problème de dent*, l'événement est aussitôt oublié. Est-ce bien cela ?

— Exactement. **L'émotion est un transposé organique du sens donné à l'événement.** Elle est une énergie qui comme toute énergie est là pour agir, c'est un potentiel qui peut être phénoménal. Par peur des voleurs, une nuit, une grand-mère déplaça son armoire normande pour bloquer la porte de sa chambre. Deux hommes furent nécessaires pour la remettre à sa place.

$$\boxed{\text{ÉMOTION} = \text{ÉVÉNEMENT} + \text{SENS}}$$

— Dis-moi, Prof, lorsqu'elle n'est pas exprimée, que devient cette émotion ?

4. Le sentiment

— L'émotion peut être pensée, mentalisée, alors elle devient sentiment (*senti mentalisé*) et ainsi met à distance tout ressenti.
— Par exemple ?
— Par exemple : *je pense que j'ai de la colère quelque part en moi, mais je n'en ai aucune sensation.*

$$\boxed{\begin{array}{c}\text{SENTIMENT} = \text{MENTALISATION DE :}\\ \text{ÉVÉNEMENT} + \text{SENS}\end{array}}$$

5. La sensation

L'émotion peut être intériorisée, au profond, au secret. Sa trace dans le corps est la sensation : creux au ventre, boule à la gorge, jambes qui flageolent, cœur qui s'accélère...
Tu te souviens, par exemple, lorsque ton père est en train de hurler ?
— Oui.
— Que se passe-t-il à l'intérieur de toi ?
— J'ai l'estomac qui se noue. Les muscles qui tremblent et la gorge sèche.

$$\boxed{\begin{array}{c}\text{SENSATION} = \text{PASSAGE DANS LE CORPS DE :}\\ \text{ÉVÉNEMENT} + \text{SENS}\end{array}}$$

6. Le senti

— L'émotion, enfouie en corps, s'enfuit encore, devient le senti. Celui-ci est toujours inconscient. C'est l'état de – événement – sens – émotion – le plus associé qui soit.

— Que veut dire associé ?

— *Associé* veut dire que l'être est *devenu* sa voiture volée, son métier déprécié, ses enfants bafoués, son territoire menacé, la relation à son papa... Il EST cela.

Le senti, c'est le murmure de la cellule, son cri, sa plainte, son *chant, sa complainte.* Par exemple, que se passe-t-il en toi lorsque ton père te crie dessus ?

— ... lorsque papa me crie dessus, je sens... je ne peux pas exactement dire ce qui se passe en mon fort intérieur. C'est...

> SENTI = PASSAGE DANS LES CELLULES DE :
> ÉVÉNEMENT + SENS + ÉMOTION

7. Comportements externes et internes

Le senti, énergie formidable qui par essence cherche à agir, va, comme l'eau sous pression, chercher la faille pour en jaillir ! S'il ne peut être exprimé (parole, acte...) et restitué à l'extérieur (sous forme artistique, professionnelle, par exemple), est imprimé dans le corps qui maintenant exprime – événement – sens – émotion – senti – sous forme de symptôme physique (ulcère, polype...), psychique (dépression, phobie, folie...), ou comportemental (manie, hobby, habitude, automatisme, réflexes conditionnés...).

Le senti cherche l'expression possible, la faille d'où peut jaillir l'eau, la faille physique (comportement interne) ou psychique, comportementale (comportement externe).

> COMPORTEMENT =
> ÉVÉNEMENT + SENS + ÉMOTION + SENTI

> COMPORTEMENT EXTERNE = EXPRESSION DE
> L'ÉVÉNEMÔNT + SENS + ÉMOTION + SENTI

> COMPORTEMENT INTERNE (MALADIE) =
> IMPRESSION DANS LE CORPS DE L'ÉVÉNEMENT
> + SENS + ÉMOTION + SENTI

— Alors je vais enfin pouvoir comprendre pourquoi ma peau est devenue toute blanche.

— Oui, tu peux trouver l'origine de ce vitiligo grâce au ressenti.

— Parle-moi du ressenti.

8. *Le ressenti*

— Ressentir, c'est accéder consciemment à ce senti, le sentir à nouveau, le **re**ssentir ; et le ressentir permet de s'en dissocier, de ne plus en être l'objet ni l'esclave mais le Maître.

> RESSENTI = SENTI CONSCIENTISÉ

— Lorsque vous m'avez demandé pour la première fois ce qui s'est passé en moi quand mon papa m'a grondée, je n'ai pas pu répondre. Maintenant j'ai trouvé je me suis senti seule, mise de côté de façon moche.

9. *Le symptôme*

> LE SYMPTÔME, LA MALADIE, LA PLAINTE =
> ENCODAGE OU ÉTAT D'ÊTRE ASSOCIÉ
> DE FAÇON INCONSCIENTE
> À UN ÉVÉNEMENT SENSÉ, ÉMOUVANT ET SENTI

10. La guérison

> LA GUÉRISON = DÉCODAGE OU
> DISSOCIATION CONSCIENTE D'UN ÉVÉNEMENT
> SENSÉ, ÉMOUVANT ET RESSENTI

Le Bio choc

— Quels événements sont susceptibles de générer un bio-choc ? demande Mademoiselle Neige

— Tous.

Certains ouvrages présentent une liste de drames causant une maladie, avec des degrés d'intensité. Cela ne correspond à rien. Depuis que j'exerce cette profession de récolteur de confidences, j'ai pu entendre une grande variété d'événements vécus, ressentis comme choquants : le collègue qui ne dit jamais bonjour, celui qui le dit trop souvent !, la mère trop présente, celle qui est trop absente.

De plus, parler de ces événements revient à parler de... rien du tout.

Prenons quelques exemples :

Une femme dit avoir vécu un mauvais divorce et depuis, être malade. Le dire ne change rien. Elle est malade. Contacter l'émotion va initier une transformation. Trouver l'instant dramatique, le ressenti et la croyance la guérit. 'Il m'a critiquée un soir, au début du repas que nous échangions avec des amis, et je me suis senti souillée'.

L'enfant qui souffre d'un déménagement : quel moment précis ? est une question cruciale. Le déménagement n'existe pas. Est-ce à l'annonce dudit événement ? Est-ce en voyant pour la dernière fois une amie du quartier sur le pas de sa porte à 9 heures 32 ? Est-ce en roulant en voiture vers la nouvelle demeure ? Est-ce en voyant sa chambre vide ? Ou les nouveaux visages des camarades de classe ?

Le bio-choc naît de tout type d'événement en un instant précis, en un lieu précis.

— Et mon vitiligo ? Comment puis-je le comprendre ?

— À ton avis Blanche-Neige ? Quel est l'intérêt de ne plus pigmenter sa peau, de ne plus bronzer ?

— Je ne sais pas. C'est un inconvénient au contraire ! Cela m'empêche de m'exposer au soleil.

— Je sais. Il y a de nombreux désagréments... pour un seul avantage. Tout comme pour les autres maladies. Et quel est le seul, l'unique avantage qui justifie la création de ce vitiligo, de faire écran ?

— ... ?

— De recevoir toujours plus de lumière !

— ... Mon soleil à moi, c'est mon père, mon papa. Il me regarde si peu souvent. J'attends toujours qu'il m'admire, et je reçois si peu que je m'ouvre jusqu'aux cellules de ma peau... Alors toutes les personnes qui font un vitiligo veulent être admirées par leur père ?

— Je ne crois pas. Ce que je sais, c'est qu'elles ne veulent pas ou peu faire écran entre la lumière et elles. C'est la réalité biologique. Mais pour chaque personne, que représente le soleil ? Est-ce le père, le masculin, la vérité, autre chose ? Elles, elles le savent ; enfin leur inconscient, pas moi. Toutes les personnes atteintes de rhumatisme ont un ressenti biologique conflictuel commun : la dévalorisation. Celles atteintes de diabète : l'amour est dangereux. Pour le vitiligo, elles se sentent séparées de façon moche du soleil ou de ses équivalents.

— Que c'est simple !

— Attention, ce que je dis peut être faux. Il faut à chaque fois vérifier.

— Comment ?

— En trouvant le choc qui crée la maladie.

— Le choc ! Mais lequel ? Nous vivons tous des chocs, des stress, des difficultés !

Les quatre critères de la mise en maladie

— Oui, mais pour entrer en biologie, ces événements doivent répondre à certains critères. On peut vivre des drames importants, sans pour autant en être malades... Et parfois un drame moins grave déclenche un torticolis, un kyste à l'ovaire. C'est que cet événement répond à des critères précis :

• Premier critère : un événement **dramatique**

Si c'est un choc léger, cela n'entre pas en biologie ; ce qui peut être bénin d'un point de vue rationnel, peut avoir une énorme importance du point de vue émotionnel. Ce qui peut sembler anodin pour l'entourage peut être vécu dramatiquement par le sujet.

• Deuxième critère : **inattendu**

C'est un événement, une surprise à laquelle on n'est pas préparé. On rentre plus tôt que prévu du travail. En entrant à son domicile, on remarque la porte fracturée et on se retrouve en face d'un voleur cagoulé !

• Troisième critère : vécu dans **l'isolement**

On n'en parle pas, on ne manifeste pas son ressenti profond.

Tout le monde sait que M. Dupont a été licencié, que Mme Durand a un fils autiste... On connaît l'événement extérieur, mais au moment de l'annonce du diagnostic, du licenciement, qu'est-ce qui se vit ? Qu'est-ce qui se passe dans la personne ? Quel sens donne-t-elle à cet événement ? Et vers quelle émotion ? Cela est secret et propre à chacun, en fonction de son histoire personnelle, familiale, de ses besoins, valeurs, croyances, etc.

• Quatrième critère : **sans solution**

Sans solution durable satisfaisante, le conflit ingérable est refoulé dans l'inconscient biologique. La solution d'un problème est toujours subjective et appartient à chacune et chacun. Le résultat est une paix, une détente morale et physique.

Ce que je ressens, ma biologie l'exprime !

Je suis licencié : c'est une constatation mais non une émotion. L'émotion qui lui est associée peut être une dévalorisation : *je n'ai plus de sens, plus de valeur à ma vie.*

Or, qu'est-ce qui permet de tenir debout, d'aller de l'avant ? Ce sont d'une part nos valeurs, et d'autre part notre squelette, nos os. À partir du moment où nous n'avons plus de valeur pour ceci ou cela, immédiatement démarre une décalcification avec de nombreuses nuances.

Si c'est une dévalorisation :

- en tant que travailleur, en tant que mari, épouse (tout ce qui est social), ce sera l'épaule droite ;

- en tant que père, mère, l'épaule gauche ;

- au niveau affectif : les côtes ;

- au niveau intellectuel : le crâne ;

- etc.

À chaque os correspond une émotion, un ressenti qui n'a pas pu être verbalisé, qui n'a pas pu être entendu, qui n'a pas pu être partagé. Car ce qui n'est pas exprimé est imprimé.

La maladie : une solution biologique inconsciente

Cette femme n'arrive pas à régler cette affaire ; son petit est autiste et elle veut lui donner d'elle-même ; elle n'a pas de solution ; elle ne verbalise même pas, elle ne parle pas de cette chose-là. Ces quatre critères étant réunis, le conflit est transmis à sa biologie *via* le cerveau – le cerveau étant l'interface entre le monde des émotions et le monde du corps. L'émotion touche une zone du cerveau précise, elle-même reliée à un organe précis. Dans notre exemple : le sein, qui immédiatement va produire du lait pour cet enfant. Puisqu'elle n'a pas de solution, c'est sa biologie qui met en route une solution d'adaptation.

Un autre cas, concernant également le sein, t'aidera à bien percevoir le sens biologique. Cette histoire s'est produite au large des côtes bretonnes. Après une très violente tempête, des pêcheurs aperçoivent un voilier démâté qui semble désert. Ils s'en approchent, se disant que les gens ont dû mourir dans la tempête. Explorant le navire, ils y découvrent un bébé encore vivant. Or ils sont à une semaine de navigation du port. Un des marins (dont je ne connais pas l'histoire, mais il y a certainement du sens dans son vécu...) affirme alors : *j'aurai du lait !* L'histoire, rapportée dans les journaux, raconte que ses seins ont produit du lait. Ce qui a ainsi permis à cet enfant de survivre. Arrivés à la maternité, le matelot cessa de faire du lait : cela n'avait plus de sens, plus d'utilité biologique, la fonction psychobiologique de la glande mammaire étant de donner de soi-même pour l'autre...

Une autre histoire, réelle, d'une chatte qui met au monde douze chatons. Elle a beaucoup moins de mamelles que de chatons ! Cette chatte vit avec sa propre mère, la grand-mère des douze petits. Et la grand-mère chatte s'est mise à faire du lait sans avoir été enceinte. Le sens biologique c'est bien sûr d'alimenter les petits face à ce stress qui est : *ils vont mourir, il faut que je donne de moi-même.* Donc elle s'est mise à fabriquer du lait.

Tout cela pour t'expliquer que selon cette hypothèse, qui vient de la pratique, de l'expérience, la maladie n'est pas là pour nous embêter ni pour être combattue. Elle n'est pas là comme quelque chose de méchant. Au fond la maladie a un message, elle a un sens, une utilité cachée. C'est là le nouveau paradigme.

Nous pouvons vivre un vrai ressenti à partir d'un vécu complètement imaginaire, comme l'homme qui gagne 2000 euros par mois et qui, descendant à 1500 se dit : *Oh là là, je vais mourir de faim...* Ou bien qui passe au chômage, et qui se dit qu'il va mourir de faim, qu'il n'aura plus rien à manger... Sa tête sait qu'il y a des associations, des structures et qu'évidemment il ne mourra pas de faim. Peu importe, il a cela dans sa biologie, dans ses tripes, et à ce moment-là, il active le programme d'adaptation, le programme de survie qui est fonction de ce ressenti : *puisque j'ai peur de mourir de faim, ma solution de survie c'est de faire du stockage de nourriture.*

Et qu'est-ce qui s'occupe de cela dans la biologie ? Ce n'est pas le sein, ni le genou, ce ne sont pas les oreilles... C'est le foie. Parmi les multiples fonctions du foie, il y a le stockage du glycogène qui est l'énergie de base du corps. Il s'agit donc de stocker l'énergie, puisque *je vais mourir de faim, et en vue d'une prochaine chasse, il faut toujours que j'aie cette énergie à ma disposition...* À ce moment-là peut démarrer un nodule, le grossissement d'une partie du foie qui a ce sens biologique.

Une autre réaction peut être la peur de mourir... Ce ressenti, s'il n'est pas verbalisé, s'il n'est pas exprimé, s'il n'est pas partagé, va s'imprimer. Et si *j'ai peur de mourir*, quelle est la solution biologique ? La solution archaïque est de faire davantage de poumon, car dans la biologie, dans notre histoire phylogénétique d'espèce humaine, la vie est traduite en termes d'oxygène, d'air... 'Le premier souffle' ou 'le dernier souffle' et tant d'autres expressions populaires. Si j'ai peur de mourir je peux faire davantage de poumon pour attraper plus d'oxygène, donc davantage de vie, augmenter et optimiser mes chances de survie. De là peut démarrer une tumeur des poumons par exemple. Mais on peut le vivre d'une autre façon, comme une peur de la maladie, de la nouveauté, de l'inconnu, de l'étranger, ce qui touchera les ganglions.

— Dire tout ce que l'on ressent, s'en libérer, permet de ne plus être malade, n'est-ce pas ?

— Oui.

— Pourtant lorsque mon professeur m'a crié dessus, j'ai parlé de mon émotion, de ma peur. Et cela n'a rien changé. Pourquoi ?

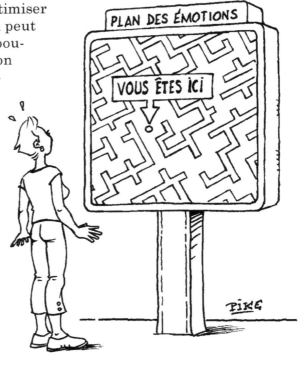

Ressentis primaire, secondaire et transgénérationnel

— Tu exprimes une émotion que tu assures ressentir, et pourtant cela ne te soulage pas. C'est bien cela ?

— Oui.

— C'est parce qu'il existe trois formes d'émotions ; c'est une cause fréquente d'échec et de confusion dans la thérapie.

Les émotions primaires

Suite à un événement E, l'émotion primaire est l'émotion que nous ressentons vraiment. Exemple : Mme X. voit son chien se faire écraser sous ses yeux, elle ressent de la colère. Elle exprime toute sa colère. Le fait de l'extérioriser soulage, libère définitivement. Mme X. a pu se sentir écoutée, elle ressent ensuite de la paix.

Les émotions secondaires

Il s'agit de l'émotion permise par l'environnement (société, milieu professionnel, famille...). Par exemple : Mme X. voit son chien se faire écraser. Elle ressent de la colère et pleure ! Tout le monde veut la consoler. Elle se dit triste. Ce qui est faux, c'est un mensonge. Seulement dans son milieu, être en colère ne se fait pas. Une femme ne doit jamais être en colère. Par contre, elle a le droit de pleurer. Le fait d'exprimer ses émotions secondaires (la tristesse) ne la soulage en rien, mais lui permet de cacher ses émotions primaires.

— Face au professeur, ce n'est pas de la peur que j'ai vraiment ressentie, mais de la solitude. Déjà de vous en parler commence à changer un petit quelque chose à l'intérieur de moi.

L'émotion du transgénérationnel

— C'est une émotion acquise, elle vient des ancêtres. Elle n'appartient pas à la personne. Pour en guérir, il faut voyager dans l'arbre psychogénéalogique et contacter l'ancêtre concerné : c'est-à-dire celui qui, pour la première fois, a ressenti cette émotion qui fut transmise de génération en génération. Trouvez l'origine de cette émotion ancestrale libère profondément. Le sujet en ressent un profond soulagement, un accomplissement, un épanouissement intérieur... une libération, une extase.

Une fois l'émotion primaire repérée et traitée, la thérapie n'est pas terminée pour autant.

Quand un choc génère une croyance

Voici l'exemple d'une femme qui a été agressée, violée et qui fait un conflit de souillure sexuelle avec la maladie qui apparaît : un mélanome au niveau de la vulve. Elle traite cela, et se libère de l'émotion. Elle retrouve l'événement mais elle n'a pas traité la croyance. Vingt ans plus tard, elle est célibataire, sans enfants, parce que dans sa croyance, *les hommes, ça n'amène que du négatif.* C'est une croyance qui est née à cet instant.

Autrement dit, il y a l'événement auquel on donne un sens, un sens qui crée une émotion. Celle-ci, traduite en biologie, passe dans le cerveau qui donne l'ordre à l'organe soit de creuser (type ulcère à l'estomac, si c'est une agression), soit de faire de la masse (car suite à un manque, il s'agit de remplir, de combler). Dans le moment du choc, on a toutes les informations. Il s'agit de retrouver cet événement, d'énoncer le ressenti, puis de travailler sur la croyance qui s'est créée.

Si nos ancêtres savaient...

L'information n'est jamais perdue. Même si elle remonte à plusieurs générations en amont. Parce que le symptôme est de l'inconscient cristallisé, une histoire émotionnelle. La personne est en contact avec l'événement oublié. Par l'hypnose, la relaxation, ou simplement la permission en toute sécurité d'être soi-même et de lâcher ses émotions, nous pouvons y accéder de manière assez simple. Cela nécessite une relation thérapeutique de confiance, avec permission et sécurité. La personne ne demande que cela, mais en même temps, elle a peur de se laisser aller dans l'émotion.

Puis travailler sur le sens, sur les croyances. Pour cela, des outils sont nécessaires pour découvrir ce qui fait que l'on a donné ce sens. Là encore, c'est dans la personne qu'est la réponse (l'un étant l'anagramme de l'autre).

De plus, un symptôme peut être lié à quatre ou cinq drames. Ainsi, il peut y avoir plusieurs causes qu'il faut alors déprogrammer une à une.

La chose étant exprimée, la maladie n'est plus imprimée. Il peut alors y avoir des guérisons immédiates, d'autres qui mettent plusieurs semaines ou plusieurs mois.

Conclusion

En conclusion, résume Prof, la première thérapie, la maladie, est là pour nous transformer lorsque nous subissons les transformations de notre environnement. Alors,

- soit nous transformons l'environnement (exemple : trop agressé par le voisin ou le soleil, je déménage ou me mets à l'ombre),

- soit la maladie continue de nous transformer (je bronze, ou je crée une tumeur de la peau),

- soit nous la transformons (donnant un autre sens au comportement du voisin, je n'ai plus besoin de m'en protéger, et la peau se normalise).

— Je vais résumer ce que j'ai compris, propose Blanche-Neige. Chaque maladie est un processus personnel en réaction à un événement réel ou vécu comme tel (imaginaire), personnel ou transgénérationnel. Cet événement génère une expression dans la biologie ou nos comportements.

— Exactement.

Mieux comprendre la thérapie

La thérapie : aller là où ça fait mal pour aller mieux

— C'est là une nouvelle perception de la maladie comme étant riche de sens, utile, c'est un message. Si l'on se prive de ce message, on prive de conscience une partie de soi, on se prive d'une possibilité d'évolution, de maturation.

Certains patients venus en *pycho-bio-thérapie* pour un problème physique en sont ressortis plus riches, plus conscients d'eux-mêmes. On peut bien sûr utiliser toutes les autres formes de thérapeutiques pouvant soutenir la personne. L'intérêt est, je crois, de mettre à jour ce non-dit, de retrouver cet inconscient, cette souffrance et une bonne fois pour toutes de s'en libérer afin d'être disponibles face au monde réel qui est autour de nous, plutôt que de gommer, d'occulter certaines choses, ou d'en amplifier d'autres.

La démarche que je propose est d'aller là où ça fait mal, là où on n'a pas envie d'aller, dans cet inconscient émotionnel, douloureux, difficile. Aller voir là où l'on n'a pas trouvé de solution, là où l'on n'a pas su s'adapter...

Nous y allons rarement seul. Et c'est bien pour cela que le corps produit le symptôme. Mise en maladie, mise en guérison, c'est le même chemin pris dans un sens ou dans l'autre !

Retrouver le choc : une libération

Retrouver le choc et le ressenti au moment du choc, est un élément très important de la thérapie, peut-être 50 % de la guérison.

Lorsqu'une personne vient avec un problème d'éternuement permanent, ou de rhinite par exemple, l'intérêt du décodage biologique est qu'il permet de ne pas perdre de temps, d'aller droit au but, dans chaque conflit particulier. »

Prof, enthousiaste, trépigne sur place.

« Je me souviens d'une femme qui avait des éternuements irrésistibles depuis 35 ans ! Je lui parle alors du conflit du taureau et du moucheron. Cela a pris 5 minutes ! Et elle a déprogrammé en 5 minutes quelque chose qui durait depuis 35 ans.

Le sens biologique de l'éternuement est qu'il y a quelque chose qui fait intrusion en moi, que je ne souhaite pas. C'est comme un moucheron dans le nez du taureau. Alors, la solution biologique c'est d'éternuer ou d'avoir une rhinite afin de le mettre à l'extérieur. Si la chose fait intrusion plus fortement, me pénètre, cela peut produire de la toux, des quintes de toux.

Je lui ai juste fait part de cette histoire-là... Elle ne mit pas une heure, ni même une demi-heure à trouver son conflit. Parce que comme il s'agit de biologie je ne m'adresse pas à sa raison raisonnante intellectuelle. Je m'adresse à son nez, à cette partie de l'inconscient qui est là, à la réalité biologique qui est là, dans cette tri-polarité qui est émotion, cerveau et corps. Je m'adresse à la fois aux neurones qui s'occupent du nez, je m'adresse à la muqueuse et je m'adresse à ce ressenti qui est : *je ne veux pas que l'autre fasse intrusion*. Immédiatement elle me confie qu'elle adore son mari mais qu'il empiète souvent dans sa cuisine. Il y fait intrusion, mais elle ne dit rien parce qu'elle l'aime et qu'elle ne veut pas le vexer. Mais c'est son territoire. C'est sa cuisine. Simplement il soulève les couvercles : *qu'est-ce que tu me prépares là de bon ?* Elle pourrait être flattée, mais elle le vit de cette façon-là. *Tout le reste de la maison, c'est à toi, mais pas la cuisine.* Elle ne le dit pas, donc elle l'intériorise, elle le biologise. En en prenant conscience, elle a éclaté de rire et ses éternuements se sont arrêtés immédiatement. Le fait de retrouver le ressenti a été libératoire pour elle.

Quand on trouve vraiment l'événement *causal*, l'origine, cela suffit parfois pour guérir. Il arrive que l'on ait du mal à le retrouver. Les thérapies brèves sont des outils qui nous permettent de retrouver le conflit enfoui. Mais de toute façon, je dirais que c'est simple à trouver parce que même si l'origine semble perdue, en réalité rien n'est perdu. Le symptôme, c'est finalement de l'inconscient cristallisé.

Quand je rencontre quelqu'un qui a un symptôme, quel qu'il soit, je sais qu'il y a de l'inconscient, de l'émotion qui est cristallisée là sous forme d'une pathologie. Utilisant le décodage des organes, je peux proposer ce ressenti. Je le verbalise, ou mieux, je le fais verbaliser par le patient. Cette histoire de l'éternuement que je viens de rapporter ne rencontrera aucun écho chez ceux qui n'ont pas ce symptôme, donc ce conflit. Pour ceux qui ont des problèmes d'éternuement ou de la rhinite, ils vont peut-être immédiatement penser/ressentir, *intellisentir* une histoire personnelle refoulée.

Thérapie : une prise de conscience

Voici une autre histoire qui fut aussi fulgurante :

C'est un homme qui se lève plusieurs fois par nuit pour aller aux toilettes. Et cela depuis 25 ans ; en fait depuis qu'il a emménagé dans un appartement. Il se trouve que le voisin du dessus se lève toutes les nuits, met un morceau de musique et va se recoucher. Son ressenti est 'envahi', le voisin passe les limites de son territoire. Quel est l'organe qui est la solution de cela ? Il n'y en a pas cinquante, il n'y en a qu'un : c'est la vessie qui dans le monde animal et humain permet de marquer les limites de son territoire. C'est ce qu'il ressent de manière inconsciente, *biologique*. Il n'a pas de solution psychologique, consciente, volontaire. Il ne va pas déménager. Comme il est poli, il ne va pas uriner autour de son lit ; il va aux toilettes... Mais c'est bien ce programme-là qu'il exprime. Il en prit conscience, et cela fut terminé. À tel point que la semaine suivante, il se dit : *je ne peux pas y croire, c'est trop hallucinant.* Alors avant de se coucher, un soir, il but trois verres d'eau... et dormit très bien. Le lendemain matin, il s'est réveillé avec une vessie bien pleine. Pour lui, le fait d'entendre ce ressenti, de retrouver l'événement, a été suffisant.

Ceux qui ont des problèmes de cystites doivent laisser entrer en eux non pas intellectuellement, mais corporellement, émotionnellement la phrase : *l'autre empiète sur mon territoire, je ne peux pas l'organiser comme je le voudrais !*

La prise de conscience permet parfois de guérir. Parfois, car en fait, derrière le ressenti se cache une croyance. Je pense que pour qu'il y ait choc, il faut qu'il y ait une croyance limitante. Par exemple une croyance du type : *Pour exister, il faut être toujours en toute occasion respecté, et le bruit est toujours le signe d'un non-respect. Ce voisin fait du bruit pour me nier.*

SORTIR DE SES DISTORSIONS

— Et moi, que dois je faire pour ne plus souffrir et pour guérir ? s'inquiète Blanche-Neige.

— Voici quelques guides pour sortir de tes distorsions, répond Prof :

- Comprendre et défaire ses besoins de fusion que l'autre a pour soi et que l'on a pour l'autre.

- Intégrer l'espace entre soi et l'autre comme source de liberté et d'autonomie.

- Vérifier si ses désirs d'aujourd'hui ne sont pas des frustrations du passé non encore acceptées... des besoins passés qui n'ont jamais été satisfaits...[1]

- Apprendre à être en relation avec ce qui est, et non pas avec ce que l'on aimerait qui soit.

- Être conscient de ses limites, rechercher l'excellence accessible plutôt que la perfection.

— J'ai donc à mieux comprendre le sens de mes relations ! en déduit Blanche-Neige.

— Effectivement. Avant que tu ne commences à proprement parler ta thérapie, je souhaite attirer ton attention sur deux messages courants et limitant toute évolution : *'victimisation et conseil'*.

CE QUE N'EST PAS LA THÉRAPIE

1. Une victimisation (ou alibi à l'inertie)

Exemples :

« Si je vais mal, c'est de la faute à Untel ! »

« Si -elle/il- déménageait, j'irais bien ! »

« Si -elle/il- me comprend (c'est-à-dire : est d'accord avec moi), je n'aurai plus de problème. »

« Car je vais mal à cause des autres. »

---

1. *« Vivre n'est pas satisfaire tous ses désirs mais accepter ses frustrations. »* Jean Séraphin Dac.

Cette attitude est un alibi à l'inertie, au non-travail sur soi. De façon efficace. C'est l'autre qui va mal, qui est à l'origine du problème. Puisque c'est l'autre qui est fautif et que je vais bien, que je suis parfait ou que je n'ai rien à me reprocher, je n'ai aucune raison de changer.

Pourtant qui souffre ?

Moi : la prétendue victime ? Ou l'autre : le prétendu bourreau ?

Moi. Alors ? La victime au bout du compte ne serait-elle pas aussi son propre bourreau ?...

Et quelles sont les croyances implicites dans cette façon de voir les choses ?

L'origine du problème est à l'extérieur. Par conséquent, le patient subit, il est passif dans son évolution.

Ainsi, tout le temps passé à croire que ta mère est fautive de ton malheur, et le temps que tu passeras à attendre qu'elle change, est du temps perdu !

2. Un conseil

Chaque fois que je donne un conseil à quelqu'un qui a un problème, le message inconscient est : « Je suis un adulte, tu es un enfant ».[1]

Le conseil infantilise.

Voici des exemples de phrases courantes :

« À votre place je viendrai en thérapie avec moi dans 3 semaines (sic). »

« Vous devriez rompre, vous savez moi j'ai divorcé 3 fois et je m'en porte bien. »

« Ne vous en faites pas, dépassez votre problème. »

« Vous pouvez blablabla... »

Même lorsque le conseil est intéressant, quels en sont les messages cachés ?

---

1. Et pourquoi pas ?! Il est parfois opportun d'agir ainsi avec un patient, un ami, durant une étape d'égarement de sa vie. Le thérapeute a juste besoin de savoir qu'il le fait et pourquoi il le fait, donc de le faire en conscience.

« Vous êtes nul, je suis bien, vous ne pouvez pas trouver par vous-même la réponse, moi si. »

« Donc vous avez besoin de moi, pour toujours » : dépendance.

La solution vient des autres, de l'extérieur.

Elle est reçue, le patient est passif dans son évolution.

— Et moi qui pensais que vous alliez me dire tout ce que je dois faire pour aller bien ! avoue Blanche-Neige.

EN CONSÉQUENCE POUR NE PAS GUÉRIR

— Je cherche l'origine du problème à l'extérieur (victimisation).

Je trouve une solution extérieure (infantilisation).

Je mets les problèmes extérieurs à l'intérieur (culpabilité).

— Mais moi, je veux guérir ! J'en ai plus que marre d'être mal, de souffrir, s'écrie Blanche-Neige.

POUR GUÉRIR

— Alors voici ce que tu dois faire si vraiment tu souhaites *être toi, tout en changeant.*[1]

Trouver l'origine du problème à l'intérieur de soi (responsabilisation)

Un jour, dans le cabinet de Milton Erikson, un autre géant de la thérapie, se suivent deux patients :

- Une femme superbe de beauté et d'intelligence... atteinte d'une maladie grave, elle n'en a plus que pour 6 mois à vivre.

- Un vieil alcoolo-tabagique pénible, acariâtre, qui ennuie tout le monde ; il a une santé parfaite.

---

1. Changer permet de rester soi-même.

Le Dr Erikson trouve que c'est injuste. Il s'enferme dans son bureau et décide de n'en sortir que lorsqu'il aura... *accepté* la vie telle qu'elle est !

C'est ce qu'il fit. Et lorsque plusieurs heures plus tard il en sortit, cette expérience devint fondatrice d'une ressource pour toute sa vie. Il n'a pas changé le monde car ce qui le faisait souffrir était en lui : la non-acceptation du réel.

Face à la même situation, nous le savons, autant de réactions différentes que d'individus !

Cinquante personnes sont licenciées : certaines pleurent, d'autres crient, hurlent de rage, d'autres sont prostrées, d'autres encore sont anxieuses du lendemain, et il y a toujours quelqu'un pour y voir une opportunité : *Je vais faire ce que je n'ai jamais osé réaliser ! Vivre mes rêves, enfin libre !*

En fait, quel que soit le problème, du moindre au pire, si je n'accepte pas ma responsabilité dans ce qui m'arrive, je n'en guérirai pas. Je choisis, lors de chaque drame, de me mettre *en guerre, en ire ou d'en rire et d'en guérir.*

— Mais ce n'est pas de ma faute si ma mère me jalousait et si mon père m'ignorait ! s'exclame Blanche-Neige.

— Certes ! Mais lorsque cela est du passé, continuer d'en souffrir vient de ce désir : 'je veux le père (et la mère) que je n'ai pas eu, avec des qualités qu'il n'a pas eues et une enfance qu'il n'a pas eue'... Pour cela tu devras retrouver les besoins inassouvis de ton père vers toi et de toi vers ton père, de ta mère vers toi, de toi vers ta mère.

Accepter ne veut pas dire abdiquer !

Lorsqu'il pleut, soit je refuse la pluie et sors en chemise jusqu'à être trempé jusqu'aux os, soit j'accepte la pluie et m'adapte en prenant un imperméable, un parapluie par exemple. Je ne reste pas pour autant chez moi.

Accepte la vie telle qu'elle est, comme M. H. Erikson ; la belle est morte, l'acariâtre vit !

Mettre le problème à l'extérieur

Mettre le problème à l'extérieur est très simple : en parler est déjà le mettre à l'extérieur de soi. Symboliser le problème par un objet, un dessin, sont des façons d'exorciser ces fantômes internes et les rendre inertes.

— Peut-on agir sur ce qui est en soi ? Comment le fait-on ? En prenant des drogues ? En se faisant opérer ?

— Est-ce vraiment se soigner lorsqu'on ignore de quoi l'on se soigne ?

Pour agir sur une difficulté, il est important d'en avoir une représentation. Il en existe de nombreuses : pensée, visualisation, parole, objet, mise en scène symbolique, psychodrame, selon les styles de MM. Salomé, Jodorowsky, Bert Hellinger, etc.

Par exemple, M. X, dépressif, ne sait que faire ni contre quoi se battre. Symbolisant son mal-être par une forme humaine en argile, il peut aisément modeler la glaise, la faire évoluer. Agissant sur l'un (la glaise), il agit sur l'autre (l'angoisse) ; c'est ainsi que son mal-être n'est plus figé mais mobile, évolue, se transforme, devient ressource.

Trouver une solution à l'intérieur de soi (confiance en ses ressources)

La ressource qui vient de l'extérieur nous en rend dépendant dès son absence. L'alcool, les drogues, sont des ressources extérieures. Trouver des ressources en soi, courage, joie, est sous notre responsabilité.

La question est : où est mon moteur ? Dedans ou dehors. Suis-je à vélo ou en char ?

Le Psycho-Bio-Thérapeute s'occupe des conducteurs, pas des moteurs, ni des carrosseries.

Exemple :

Un jour un pasteur, Merlin Carothers, reçoit une lettre :

« Je désire être un instrument de Dieu, mais pour une certaine raison, je n'arrive pas à me soumettre entièrement à Lui.

Je ne sais pas où me tourner : vers mon mari, qui est revenu à la maison après être allé vivre avec une autre femme lorsque j'étais enceinte de sept mois, ou vers un homme qui a eu de la considération pour moi et mes enfants, et nous a traités comme si nous étions de l'or pur. Mon mari me frappait chaque fois que mes opinions n'étaient pas en accord avec les siennes. L'autre femme est restée avec lui jusqu'à ce qu'elle en ait assez de ses coups. L'homme qui est venu m'aider est un bon chrétien.

Je n'ai aucun désir de renouer avec mon mari, mais on me dit que c'est mon devoir, quel que soit son comportement. Je ne sais pas ce que Dieu veut. J'ai vraiment besoin de vos prières pour m'aider à sortir de ce gâchis et pour savoir ce que Dieu attend de moi. »

Réponse du pasteur :

« Vous pouvez compter sur mes prières, mais je n'ai aucun conseil à vous donner. Beaucoup de gens savent toujours ce que les autres devraient faire. Leur avis ne leur coûte rien et est généralement de pauvre qualité. Ils veulent que vous vous conformiez à leur image du chrétien, quelle qu'elle soit. Je crois que Dieu s'intéresse plus à votre amour pour lui, qu'à ce que vous faites. Si vous m'écoutez, moi ou d'autres, vous n'entendrez probablement pas ce qu'il aimerait vous dire.

Prenez votre décision dans la foi que Dieu en tirera le meilleur. »

EN RÉSUMÉ

- Observer, étudier le déclencheur de problème à l'extérieur de soi.
- Trouver l'origine du problème à l'intérieur de soi (se responsabiliser).
- Le mettre à l'extérieur (dissocier le problème de son identité).
- Et trouver une solution à l'intérieur de soi (ce qui revient à vivre dans la confiance en ses ressources).

— Si je comprends bien, je dois trouver ce qui a déclenché mon malaise. Je crois bien que c'est dans cette classe lorsque le professeur me crie dessus. Ensuite, en moi, qu'est-ce que cela veut dire ?

— Quel était ton besoin inassouvi ?

— Un besoin de reconnaissance.

— Si tu n'avais pas eu ce besoin, tu n'aurais pas souffert de ses cris.

— C'est sûr. L'origine est donc en moi. Ensuite, le mettre à l'extérieur. C'est-à-dire ?

— Si ton besoin était un objet de cette pièce, ce serait quel objet ?

— Hmm... cette plante verte !

— Qu'as-tu envie de faire pour cette plante ?

— L'aimer, la cajoler, la dépoussiérer.

— Cette ressource est en toi, n'est-ce pas ? Tu peux le faire.

— Je suis guérie ?

— Guérie de quoi ? C'est ce que nous allons préciser maintenant :

MAIS AU FAIT GUÉRIR DE QUOI ?

Et ma réponse est :

D'une plainte personnelle vécue de façon concrète, récente et répétitive et dont les conséquences sont ressenties comme limitantes.

Sinon pas de thérapie possible !

plainte :

Même si elle est confuse, difficile à définir, c'est l'élément minimum de tout début de thérapie.

Si tu es sans plainte, tu ne mettras aucune énergie au changement, tu ne bougeras pas, donc pas de thérapie. Alors, quel est l'objet réel de ta venue ?

— Ne plus souffrir, ni avoir des images horribles du passé dans la tête, être bien, profiter de mon mari, chanter, me promener libre.

— Tu sais Blanche-Neige ce que tu ne veux plus : souffrir. Et ce que tu souhaites : profiter, te promener. Est-ce toi qui le veux ?

personnelle :

— Au début, mon mari m'a encouragée à venir, mais c'est vraiment moi un jour qui ai décidé de faire le premier pas.

— En effet, parfois la plainte émane d'une autre personne. Souvent j'entends : 'Change pour me faire plaisir, j'irai tellement mieux si tu voyais un psy, si tu changeais de comportement, si tu m'étais soumis...'

Si l'on vient en thérapie seulement pour faire plaisir à l'autre, mieux vaut ne pas changer. Et lorsque mon comportement ne me gêne pas mais gêne autrui, il vaut mieux changer cette manie de faire plaisir *contre* son gré.

vécue de façon concrète :

— Peut-on guérir des reliquats infantiles limitant mon potentiel d'insertion dans la vie sociale ?

— Nous ne traitons pas une impression, une pensée, une opinion, une construction du mental. Le problème est dans le concret. Je veux savoir de quelle expérience précise, concrète, émane cette pensée.

— Je l'ai lu dans un livre !

— Mais pour toi quel est le problème ?

— Je me sens nouée lorsque je sors dans la rue le matin.

— Le problème est conscient, repérable dans le temps, relié à un ressenti.

récente :

— Quand cela est-il arrivé, la dernière fois ?

— Il y a dix ans.

— Alors, nous n'allons pas travailler là-dessus. Si le problème (l'angoisse, la maladie, la phobie...) ne s'est plus présenté depuis des années, tant mieux, continue, il est sans doute réglé.

— Si ! je veux travailler là-dessus, car j'ai peur que cela revienne.

— Tu as cette peur souvent ?

— Oui, chaque matin !

— Et la dernière fois ?

— Ce matin.

— Alors nous pouvons travailler sur le problème, car il continue de se manifester.

et répétitive :

— De plus ce problème revient régulièrement et souvent.

— Je me demande quelle est la chose qui déclenche à chaque fois ton mal-être.

et dont les conséquences sont ressenties :

Tout problème a un impact émotionnel qui mène à la consultation. Le problème peut être purement émotionnel (angoisse, tristesse...). S'il est comportemental (maladie, nervosité, apathie, vide émotionnel...), ce sont les conséquences qui mènent à consulter, c'est-à-dire : *désirer un changement durable, accessible, qui comporte des bénéfices en rapport avec la situation-problème, ainsi qu'une évolution possible dans le temps.*

comme limitantes :

Sinon pourquoi changer ?

L'objectif d'une thérapie, quelle qu'elle soit, est de permettre à l'individu d'augmenter son pouvoir de choix et sa liberté intérieure.

GUÉRIR COMMENT ?

Afin de traiter la maladie, il faut s'appliquer à :
- retrouver le choc,
- le passer en conscience,
- le ressentir,
- le comprendre,
- l'exprimer,
- le transformer,
- l'utiliser,
- le remercier.

ET GUÉRIR POURQUOI ?

— Pour ne plus être mal bien sûr ! lui répond Blanche-Neige.

— Ce n'est pas assez moteur à mon goût ! rétorque Prof.

— Pour être bien.

— C'est tout ?

— Pour témoigner que la vie est la plus forte.

— Cela commence à être intéressant ; toute guérison qui ne s'ouvre pas au monde n'est pas guérison... Mais continuons, si tu le veux bien.

— Je vous fais confiance.

— Alors, écoute... »

Et Prof trace une ligne sur son tableau blanc.

« C'est la ligne du temps. Nous allons nous diriger du plus récent au plus ancien.

Mieux comprendre ses conflits

Les conflits d'une histoire de vie

Les conflits déclenchants

Définition

Par nature, les conflits déclenchants ne sont que rarement des bio-chocs ; ce sont des circonstances qui génèrent un ressenti de mal-être. Le patient arrive en général assez bien à décrire le contexte environnant même si parfois une telle description lui paraît inutile.

Exemple

Une personne va au cinéma voir un film relatant une histoire d'amour. Elle est à la fois touchée et bouleversée par ce film. Elle exprime : *J'ai été très touchée lorsque l'enfant est arraché de sa mère.*

Souvent, elle justifiera son mal-être par des circonstances extérieures (la foule, le temps, la fatigue...). Cependant, la force du ressenti encodé n'est pas là.

— Pour moi, continue Blanche, c'est lorsque je me retrouve dans la rue et que je sens le regard des badauds sur moi.

Approche thérapeutique

— Il est nécessaire de décrire exactement son ressenti quand, comment, où, le début et la fin de ce ressenti.

Les conflits déclenchants sont les portes d'expression des conflits programmants.

Les exprimer produit un soulagement certain.

Les conflits programmants

Définition

C'est un bio-choc, c'est-à-dire un choc soudain, nouveau, vécu dans l'isolement, ayant eu lieu à n'importe quel moment de sa vie et mettant en péril la survie de l'organisme vivant, ou forçant l'individu à changer, à s'adapter à du nouveau. L'encodage de ce conflit entraîne la mise en place d'un programme spécifique dans l'organisme : c'est sa stratégie de survie.

Si le programme de survie est la solution parfaite au moment de ce choc, il semble néanmoins inadapté en dehors de ce contexte et se vit comme une maladie, un désordre, etc.

Exemple

Faisant suite à l'exemple ci-dessus, au cinéma. *Cela me rappelle le décès de ma mère lorsque j'avais 5 ans, je n'ai pas pu la revoir, la prendre dans mes bras. J'ai senti un arrachement.*

— Pour moi, le regard des badauds me crée la même émotion que lorsque je suis sous le regard des élèves de cette classe dans laquelle le prof me ridiculisa.

Approche thérapeutique

Faire décrire :

- le ressenti (de l'enfant qui a perdu sa mère) jusqu'à ce que l'émotion soit totalement exprimée,

- la croyance générée par (le décès de sa mère),

- les besoins n'ayant jamais été exprimés à cette époque-là,

- le lien entre le ressenti de ce programmant et le ressenti du déclenchant.

Les conflits programmants programment les conflits déclenchants.

Les conflits structurants

Définition

Un conflit structurant est un bio-choc programmant ayant eu lieu lors de la période de maturation du système nerveux – entre la période *in utero* et l'âge de 20/25 ans. Bien entendu, plus ce bio-choc se déroule tôt dans la petite enfance, plus il façonne en profondeur la biologie de l'adulte en devenir.

Imaginons un mur fait de briques : des briques rouges, solides et des briques grises plus friables. À l'endroit où se trouvent les briques grises le mur est plus fragile et risque de se lézarder. À d'autres endroits, il est bien plus stable. Les conflits structurants sont comme ces briques grises, ce sont différentes formes de fragilité interne issues de notre construction. Pour certains d'entre nous, on trouve ce type de conflits structurés autour de carences ou d'excès en lien avec nos besoins fondamentaux (nourriture, affection, communication, sécurité...). Ces conflits structurants orientent la vie dans le but de compenser ces manques et/ou ces excès[1].

Un conflit structurant peut générer plusieurs conflits programmants.

Exemple

Pour toi Blanche, peut-être que l'absence du regard de ton père, de reconnaissance, a créé une sensibilité extrême au regard que les autres posent sur toi. Devenue sensible à cela, dans l'attente permanente d'être admirée et dans la peur d'être rejetée, tu es devenue hypersensible à chaque instant, à chaque paire d'yeux qui se pose sur toi ! Peut être.

— C'est possible, cela me parle.

Approche thérapeutique

— Les conflits structurants demandent une véritable rééducation de sa pensée, de sa conscience, de ses comportements. On peut avoir l'impression de souvent retomber dans les mêmes travers. L'approche thérapeutique principale est de mieux en comprendre l'organisation profonde. Les constellations familiales, l'exploration de ses croyances, permettent l'accès à un résultat satisfaisant.

---

1. Cf. *La gomme et l'encrier* de Christian Flèche.

Les conflits de naissance

Définition

Peuvent être source de conflit : les étapes autour de la naissance, le contexte, les émotions de la mère, la façon dont l'enfant est sorti, son accueil au monde dans la douleur, l'inconscience ou le mal-être. Si tout s'est bien passé – ce qui est rare – la naissance alors n'est pas conflictuelle.

La naissance est une étape majeure d'autonomie physiologique car on passe à une nouvelle étape existentielle. Pour la première fois, j'existe par moi-même et non *via* ma mère. Bien entendu, je dépends de sa chaleur, de la nourriture qu'elle m'apporte, des réponses données à mon besoin de sécurité, mais tout passe par moi dans mon intégrité physiologique. Selon la façon dont s'est déroulé mon processus de naissance, je recrée ce même contexte au niveau socioprofessionnel ou relationnel.

Exemple

Si j'ai beaucoup souffert en tant que nouveau-né et que j'ai été sauvé par une sage-femme, il y a fort à parier que ma vie relationnelle sera jalonnée de rencontres avec des femmes-sauveuses.

Un patient est né alors que sa mère était sous anesthésie générale. À chaque fois qu'il était stressé, il avait envie de dormir. Toute sa vie était structurée autour du sommeil.

Approche thérapeutique

Compte tenu de l'important facteur émotionnel et somatique, il est préférable d'approcher ce conflit avec un praticien. **Il est ici possible** d'utiliser le dessin ainsi que tous les outils symboliques. Certaines approches corporelles seront très efficaces : rebirth, eau chaude, etc.

Les conflits congénitaux

Définition

Durant la période de gestation, entre la conception et l'accouchement, des bio-chocs ont pu avoir lieu directement sur le fœtus. Tentative d'IVG, perte d'un jumeau, choc sur le ventre de la mère, conflit spécifique de la mère pendant la grossesse. Apparemment, fœtus et mère vivent les mêmes phases de sommeil paradoxal. Ceci implique une résonance conflictuelle intime. Explorer cette phase, c'est partir à la rencontre de ce que l'on s'est approprié du vécu de sa mère.

Exemples

Un patient était constamment en rupture avec sa mère. Il avait de grandes douleurs au ventre jusqu'au jour où il a compris et ressenti la tentative d'avortement qu'elle avait fait pour éviter le départ de son mari – le père du patient.

Durant la guerre, une femme enceinte s'occupait de personnes blessées et fut très choquée par les traces d'explosion de bombes sur les jambes des soldats. Bien des années plus tard, son enfant développa une sclérose en plaque car il 'fallait', coûte que coûte, se rappeler de ces jambes et arrêter tout cela. Il put se guérir à 95 %, après avoir compris tout cela.

Approche thérapeutique

Le patient a souvent du mal à comprendre ce qui se passe en lui car cela ne lui appartient pas en propre. Le conflit appartient à sa mère.

De même que pour les conflits de naissance, il est conseillé de traiter cette phase avec un praticien. En effet le verbe étant absent, les ressentis sont nombreux et paraissent inexplicables. Les outils symboliques seront également les bienvenus.

Projet et sens des parents

Définition

Comme à l'origine de la création d'un objet il y a une intention, à l'origine de l'enfant il y a le projet de ses parents d'une conception. Ce projet est partiellement conscient et partiellement inconscient.

La préconception correspond à l'ambiance présente durant la période de − 18 mois à − 9 mois avant la naissance. Les circonstances de vie des parents vont générer un climat parfois conflictuel. L'enfant à venir intégrera en lui des recherches de solution afin de répondre aux besoins inaboutis de ses parents.

Exemples

Des parents sont inquiets quant à leur sécurité matérielle ; quelque temps plus tard, ils conçoivent un enfant. Celui-ci a pour mission inconsciente de rassurer ses parents. Il va être économe et 'choisira' d'être banquier ; il fera fructifier l'argent de ses clients.

Une femme est dépressive, on lui conseille de faire un enfant. Celui-ci plus tard fera pharmacien, il vend des anti-dépresseurs et il ne rencontre que des femmes dépressives.

Approche thérapeutique

Elle consiste en une mise en situation et des jeux de rôles sur le contexte de la préconception. Le travail à accomplir concernant cette période sera de trier ce que l'on veut garder et de relativiser ce que l'on ne garde pas pour soi.

Les conflits génétiques : le transgénérationnel

Définition

Les conflits génétiques sont des mémoires de bio-chocs transgénérationnels que l'on porte en soi. Ils nous appartiennent par fidélité à notre clan familial. Ne l'oublions pas, sans notre famille nous n'existerions même pas. Nous sommes un maillon d'un système qui doit survivre.

En tant qu'adulte, nous projetons ce système au niveau social. Notre arbre ne devient pas simplement un passé d'ancêtres mais une actualité que nous recréons au quotidien. Certains de nos comportements proviennent soit de la lignée des hommes de notre famille, soit de la lignée des femmes, soit de celle des couples dans la notion de relation hommes/femmes. À l'origine, nous venons forcément de l'union d'un homme et d'une femme.

Exemple

Le père meurt à la guerre. Les enfants concevront en majorité des filles afin d'éviter la mort éventuelle de 'l'homme'.

Approche thérapeutique

Constellations familiales et jeux de rôle seront tout à fait pertinents.

Conclusion

Quelle est la finalité de tout ce 'nettoyage' conflictuel ? interroge brusquement Prof à l'intention de Blanche-Neige, assoupie, comme bercée par le ton confidentiel de le voix de l'homme à la barbe blanche.

L'objectif final de ce cheminement est de s'ouvrir à une pleine conscience du temps présent et de libérer l'énergie bloquée dans toutes nos mémoires. Ces conflits programmants, structurants, de naissance, congénitaux et génétiques sont un peu comme des virus dormeurs qui attendent, bloqués dans l'espace et le temps, une opportunité pour se déclencher.

J'ai aussi l'intime conviction que derrière chaque conflit se cachent des aptitudes nous permettant de mieux vivre notre vie. »

Blanche-Neige fait une prise de conscience :

« J'ai compris ! Se libérer de ses mémoires, c'est apprendre à re-créer sa vie en conscience. De plus, j'éviterai de redonner mes conflits à mes enfants à venir !

— Tel est pour moi l'objectif de mon travail. Est-ce que cette aventure ainsi exposée te tente ?

— Oui ! répond Blanche-Neige ! maintenant bien réveillée.

— Le cadre étant posé, dirigeons-nous progressivement vers l'âme et la spécificité de notre rencontre, ce qui te permettra de changer et de devenir Toi : les protocoles.

— Qu'est-ce qu'un protocole ? demande Blanche-Neige. J'aimerais un jour, à mon tour, aider les autres, et peut-être devenir psycho-bio-thérapeute !

— Tout est écrit dans ce livre, je te le confie Blanche-Neige ».

Et Blanche-Neige prend ce livre sous le bras. Arrivée chez elle, curieuse, elle commence cette lecture.

Mieux comprendre
les protocoles

Tout ce que vous avez besoin de connaître avant de partir en voyage

Un protocole est un modèle de thérapie comportant des questions auxquelles vous êtes invité à répondre, ou des actions précises que vous avez à faire. L'objectif est de vous permettre de cheminer à travers votre ressenti et votre pensée, de faire avancer votre réflexion, vos impressions, votre vie. Les fruits ainsi récoltés sont autant d'informations et d'expériences nouvelles obtenues de votre inconscient biologique. Tel est un de ses buts.

Si le protocole vous a été vraiment utile, vous ressentez alors un bien-être général ou, quelquefois, parce que de vieilles émotions refoulées ont été dénichées, vous ressentez un mal-être provisoire. Vous pouvez aussi avoir l'impression d'être comme saoul(e), vertigineux ou groggy, car des impressions ont été remises à jour, des repères bousculés et une régulation cérébro-organique commence alors à prendre place. C'est une sorte de convalescence qui peut durer de quelques minutes à quelques heures. N'oublions pas que le cheminement le plus important à accomplir n'est pas tant dans votre tête qu'au plus profond de votre biologie, dans vos tripes...

Qu'est-ce qu'une séance de pycho-bio-thérapie ?

Patient et thérapeute sont deux personnes distinctes réunies autour d'un désir d'aide ; pour le premier le désir d'être aidé et pour le second celui d'aider à accéder à des informations jusque là inconnues du patient.

La lecture d'un livre ne suffit certainement pas à devenir thérapeute mais peut contribuer à déclencher le désir de le devenir, ou peut également améliorer sa pratique professionnelle existante.

Il peut permettre au patient de franchir des étapes intérieures. En tant que patient, nous avons tendance à exprimer et à raconter des faits tel un journaliste parlant de ce qu'il voit devant lui. Les protocoles permettent d'aller au cœur de l'essentiel : l'encodage et le décodage de son ressenti.

Métaphore

Si je décide de rénover une pièce de mon appartement,

- je décide de prendre du temps pour m'en occuper,
- j'examine les murs,
- j'achète le matériel nécessaire,
- j'enlève les vieux papiers peints,
- j'améliore le mur,
- je colle un nouveau papier peint dont le motif correspond à mon souhait d'aujourd'hui,
- j'inspecte le travail fini.

Si je transpose cet exemple dans une séance,

- je prends personnellement un rendez-vous pour travailler sur ce que me gêne,
- en fonction du protocole ou des questions du thérapeute, je parle des événements précis de mon histoire,
- le protocole va m'aider à prendre conscience du « chantier » à mettre en œuvre,
- je rentre dans mon ressenti pour examiner de plus près toutes ces émotions que je n'ai jamais exprimées,
- je prends conscience de ce qui s'est mis en place dans mon corps (encodage, décodage),
- je reviens dans l'expérience de mon présent,
- lorsque je repense à l'événement précis, je n'ai plus d'émotion, de mal-être.

De nombreux protocoles de ce livre peuvent être pratiqués sans thérapeute.

Toutefois, voici quelques remarques pour les thérapeutes.

Quel est le rôle du thérapeute ?

Son rôle est de guider le patient tout au long de son voyage afin qu'il se sente en sécurité et confortable, malgré la tempête qu'il peut traverser.

Son rôle est de s'assurer de la connexion avec son ressenti interne.

Son rôle est d'encourager la mise en mots de tout ce qui se passe en lui.

Plus un patient a l'habitude de faire des voyages internes, plus vite il accède à son ressenti et à de nouvelles informations.

Moins un patient a l'habitude d'explorer son ressenti, plus il se perd dans son langage explicatif.

Compte tenu de cela, *patience et présence* sont les deux qualités principales d'un psycho-bio-thérapeute.

Introduction à la thérapie

Écoute active / Attention flottante

En tant qu'être humain, nous passons beaucoup de temps à entendre quantité de choses sans vraiment les écouter. Comment apprendre à écouter ?

L'écoute active se caractérise quant à elle grâce à différents éléments :

• Je ne suis pas face à l'autre mais de trois-quarts, légèrement en dehors de son champ visuel.

• Je suis présent à ce qu'il est dans son corps, sans jugement, sans interprétation.

• Je lui pose des questions ouvertes : « Comment allez-vous aujourd'hui ? » ou « Sur quoi aimeriez-vous travailler ? » ou « Quels symptômes avez-vous ? »... Ces questions larges permettent d'ouvrir le dialogue.

- Je peux poser aussi des questions fermées afin de l'aider à se focaliser sur un élément de son histoire : « Êtes-vous en train de me parler de votre oncle ? » appelle forcément un « oui » ou un « non » en réponse. « Sentez-vous quelque chose de précis maintenant dans votre corps ? »...

- Je reformule régulièrement ses réponses afin :
  - de faire la synthèse de ce qu'il a dit,
  - de m'assurer que je comprends bien ce qu'il est en train d'expliquer,
  - qu'il prenne conscience de son processus interne,
  - de le rassurer.

- Je l'écoute et j'observe également les mouvements de son corps et de ses yeux :
  - S'il regarde tout autour de lui son attention est probablement dispersée, il n'accède pas à son ressenti.
  - S'il est figé sur sa chaise il a peut-être peur de mal faire.
  - S'il est centré sur lui, il accède à ses informations.

- Dans l'écoute active, je suis attentif à la congruence entre ce que le patient dit et ce qu'il exprime avec son corps.
  - Un *j'étais très joyeux* exprimé sur un ton monocorde n'indique pas l'émotion attendue.
  - De même que *j'étais en colère* exprimé en pleurant.

Cela indique une différence entre ce que le patient ressent vraiment et ce qu'il exprime. Si cette différence est de grande ampleur, cela m'indique que son histoire s'est structurée autour de non-dits et de la non-expression des émotions (cf. émotions primaires et secondaires).

L'attention flottante c'est, pour le thérapeute, écouter, voir puis se laisser ressentir toutes ses impressions internes. Est-ce que je m'ennuie ? Suis-je intéressé ? Très souvent, patient et thérapeute communiquent d'inconscient à inconscient. Grâce à cette attention flottante, le thérapeute accède à la partie immergée de l'iceberg. Il est délicat de trop commenter cet aspect car c'est aussi une porte ouverte à nos propres projections de thérapeutes.

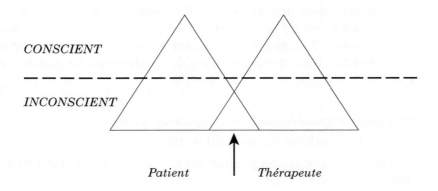

Patient   Thérapeute

Connexion inconsciente

Schéma : Conscient / Inconscient

Apprentissage d'un protocole

Pour patient et pour thérapeute.

L'exercice est à mon service.
Je me l'approprie à ma façon.
Cet exercice me mène vers moi.

Je sais par expérience qu'il n'est pas facile de passer de la théorie à la pratique. Pour vous aider sur le chemin de la mise en expérience, voici quelques astuces :

- Lisez une ou deux fois le protocole dans sa totalité et assurez-vous de bien en comprendre sa logique interne.

- Commencez par des protocoles « Joyeux » afin de vous familiariser avec votre inconscient.

- Continuez par des protocoles faciles (hamac), afin d'augmenter votre confiance en vous.

- N'hésitez pas à refaire plusieurs fois le même protocole afin de pleinement vous l'approprier. Quand vous le ferez totalement vôtre, peut-être en modifierez-vous certaines étapes afin qu'il vous corresponde vraiment.

- Dans la continuité du point précédent, vous pouvez réécrire le protocole avec vos propres mots et vos schémas personnels (surtout si vous êtes thérapeute).

- Par définition, un protocole ne peut pas vous faire de mal. Il peut cependant mettre à jour un conflit douloureux ou pénible. Acceptez simplement de traverser ou de faire traverser ce ressenti avec confiance. Relisez les étapes du ressenti.

- Si un protocole vous génère plus de mal-être que de bien-être, contactez un praticien expérimenté qui vous aidera, ou bien changez de protocole.

- Prenez du temps entre deux protocoles. Faites autre chose, sortez complètement de ce que vous venez de faire. Allez vous promener. Cette phase dite d'intégration est aussi importante que celle qui concerne le protocole lui-même.

- Thérapeute, adaptez le « tu » ou le « vous » en fonction de la personne avec laquelle vous êtes.

- Préparez-vous sérieusement avant de pratiquer un protocole. Dans ce but, vous devez définir clairement un objectif de séance. Pour cela vous pouvez vous servir du protocole : définition d'objectifs. Les questionnaires au début des chapitres vont également vous permettre de définir précisément le problème que vous avez à traiter. Au début de chaque protocole, vous trouverez une fiche signalétique vous permettant d'avoir toutes les informations utiles, comme de connaître son niveau de difficulté.

- N'hésitez pas à écrire vos remarques ou vos impressions après avoir expérimenté un protocole – que ce soit en tant que « thérapeute » ou en tant que « patient ».

- Surprenez-vous !

Grilles de présentation des protocoles

Au commencement de chaque protocole vous trouverez une présentation de celui-ci.

➤ Niveau de difficulté :
➤ Appartenance :
➤ Indications :
➤ Contre-indications :
➤ Conditions de réalisation :
➤ Temps nécessaire :
➤ Matériel :

Niveau de difficulté

Comme son nom l'indique, il vous permet de savoir de quel « niveau de conscience » vous avez besoin pour démarrer ce protocole. En effet, certaines personnes sont peu familières du chemin intérieur, elles ont peu conscience de leurs pensées, de leurs émotions, alors que d'autres ont une grande familiarité avec leur vie intérieure.

1. HAMAC

Très facile. Ne demande aucune expérience de thérapie. Peut être fait seul. En fait, le protocole est en soi un accompagnant virtuel.

2. FAUTEUIL

Facile avec un peu d'expérience de thérapie. Pour plus de confort, il est conseillé de faire ces protocoles avec quelqu'un.

3. TABOURET

Plus difficile. Ces protocoles peuvent faire émerger des ressentis conflictuels. Ils demandent donc d'avoir acquis une expérience dans la thérapie, et d'être accompagné.

4. PLANCHE À CLOUS

Protocoles vraiment plus délicats à utiliser. Imposent une vraie expérience régulière de la thérapie – reçue ou donnée. Il y en a peu dans ce premier volume.

PROF

Ces indications sont relatives et le niveau de difficulté pourra être ressenti différemment d'une personne à l'autre. L'affinité personnelle que l'on peut avoir pour tel type de protocole et l'habitude de voyager dans ses ressentis, ou de faire voyager un patient dans son ressenti, font fluctuer cette perception de difficulté.

Astuces

Elles sont valables pour la plupart des protocoles.

1re astuce : Dès le début, le thérapeute, l'accompagnateur, le guide prononce quelques mots à l'oreille droite du sujet ; et les mêmes mots, sur la même tonalité à l'oreille gauche du sujet. Et le guide demande s'il y a une différence dans le vécu. Si c'est le cas, si un côté est plus agréable, la suite de l'échange se passera sur ce côté de plus grand confort.

2e astuce : Le temps du présent est celui de l'expérience la plus émotionnelle même pour un souvenir très ancien, ou un projet. Le fait d'en parler au présent, voire au présent progressif, comme : « *je suis en train* de voir ou d'entendre ceci ou cela » permet une plus grande intensification de l'émotion. L'accompagnateur peut donc répéter, reformuler les propos du sujet en utilisant le présent progressif même si ce dernier utilisait le passé.

Exemple :

A : « Je me promenais avec ma mère sur la plage. »

B : « Tu es en train de te promener avec ta mère sur la plage, n'est-ce pas ? »

3e astuce : nous cherchons toujours l'intensité de l'expérience et durant le souvenir agréable, il est important de toujours trouver un instant concret, précis dans le temps et dans l'espace : tel jour, à telle heure et à tel endroit.

Exemple : « Le 11 janvier à 10h32 sur le quai 7 de la gare de Mantes-la-Jolie, j'étais en train de la voir pour la première fois et je ressentais...

— Et tu es en train de ressentir... » reformule le thérapeute.

4e astuce : les étapes des protocoles sont là pour aider le guide ou le praticien. Il devra souvent les reformuler avec ses propres mots.

Choix du GÉANT des protocoles

Grâce à **Joyeux**, vous aurez plaisir à découvrir ou à redécouvrir :
- que votre vie contient aussi des moments agréables et de bien-être,
- que votre inconscient biologique est là pour vous aider à grandir.

Grâce à **Dormeur**, vous plongerez dans un voyage intérieur avec :
- la relaxation,
- la visualisation,
- vos perceptions organiques, symboliques ou imaginaires,
- vos rencontres subjectives...

Grâce à **Atchoum**, vous débloquerez :
- vos allergies,
- certains conflits spécifiques,
- le dialogue avec vos organes.

Grâce à **Timide**, vous déferez :
- vos relations difficiles,
- vos inhibitions émotionnelles.

Grâce à **Grincheux**, vous résoudrez :
- des histoires et des situations difficiles,
- des douleurs et mal-être.

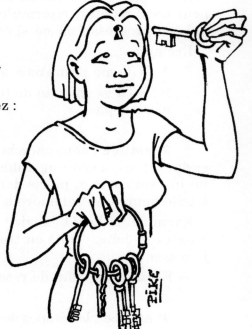

Grâce à **Simplet**, vous vous entraînerez :
- à être plus conscients de vous-même et de votre corps,
- à développer de nouvelles perceptions.

Grâce au **Prince Charmant**, vous serez en lien avec votre masculin et votre féminin.

Grâce à **Blanche-Neige**, vous resterez présent à vous-même.

Dans les différents protocoles que vous allez expérimenter, vous pourrez vous laisser guider :
- par votre intuition,
- par le titre du protocole,
- par le niveau de difficulté,
- par la catégorie (ressource / Joyeux ; relaxation / Dormeur ; problème physique / Atchoum ; émotionnelle / Timide ; comportementale, sociale / Grincheux ; chemin initiatique / Simplet ; éducatif / Prof ; vie de couple / Prince Charmant),
- par le niveau de difficulté,
- par votre expérience.

En effet, nous avons remarqué que certaines personnes solutionnent plus facilement leurs problèmes par la visualisation, d'autres par la relaxation, etc.

Donnez-vous de l'expérience puis après, seulement après, tirez des conclusions vous concernant.

Introduction aux questionnaires

Au début de chaque chapitre, un questionnaire vous permettra de trouver des pistes de travail personnelles, relationnelles, organiques, émotionnelles ou comportementales. Quant aux protocoles des deux derniers chapitres, ils vous accompagneront vers plus de sagesse intérieure.

Les questionnaires ont pour objectif de vous aider à modifier, améliorer ou changer des éléments que vous ressentez comme indésirables en vous et à l'extérieur de vous.

Ces questionnaires vous permettront de trouver des pistes de travail personnelles et de sagesse intérieure !

Noter toutes vos réponses sur votre carnet de bord. Vous les utiliserez dans le protocole de votre choix.

Protocole de préparation à une séance

Ces protocoles ont pour objectif de vous aider à modifier, améliorer ou changer des éléments que vous ressentez comme indésirables, en vous et à l'extérieur de vous.

Pour pouvoir modifier des éléments à l'intérieur de soi encore faut il savoir lesquels... Les indications mentionnées ci-après sont là pour vous aider dans ce sens. Il est souvent plus facile d'observer ce qui ne va pas chez l'autre plutôt que d'être pleinement conscient de ce qui se passe en soi. Ces questionnaires vous aideront alors à mieux vous voir. Votre honnêteté ne dépend que de vous-même.

- Considérez une séance comme un moment privilégié avec vous-même. Si vous allez chez le dentiste, vous ne lui dites pas : « Je passerai si j'en ai le temps ». Une certaine discipline vous est demandée dans la prise de rendez-vous. Ayez donc la même exigence avec vous-même.

- Ainsi prenez votre propre rendez-vous.

- Assurez-vous de ne pas être dérangé ; mettez votre répondeur en marche et isolez-vous.

- Papier, deux stylos, crayons de couleur et porte document doivent être systématiquement présents.

- Déterminez un temps de disponibilité – maximum une heure. Pendant cette heure, vous devez pouvoir savoir que rien ne viendra vous déranger.

- Déterminez un objectif de séance. Assurez-vous que les mots que vous utilisez pour décrire cet objectif sont suffisamment en résonance avec vous-même, à l'intérieur de votre corps. Cela doit vous toucher et vous intéresser.

Note : Selon la nature du protocole, d'autres ingrédients peuvent être inclus dans votre séance. Cependant, la base restera la même.

Vous pouvez également enregistrer les étapes pour ensuite n'avoir plus qu'à écouter votre voix.

Nous conseillons de commencer votre exploration intérieure par un événement agréable et ensuite, en fonction de l'objectif, vous pourrez utiliser ce livre afin d'identifier et revivre un événement désagréable. Cela dans le but d'en transformer l'inconfort. En effet pour se libérer de l'émotion négative associée à un événement, il faut le recontacter une dernière fois.

Voici notre premier protocole, utile avant tout exercice de ce livre.

Protocole Prof N° 1
Définir un objectif

« Quel est mon objectif ? Qu'est-ce qui est important pour moi ? »

L'objectif est le moteur de la thérapie.

Où se trouve-il ?

L'objectif est chez le patient : alors la relation thérapeutique peut être comparable à un élève qui apprend à conduire à l'auto-école.

L'objectif est à l'extérieur ! (Exemples : M. X vient en consultation sur la demande de sa femme. L'adolescent Y vient en thérapie sur la demande de la justice, ou de l'établissement scolaire. Le thérapeute Y a pour objectif que tous ses patients guérissent tel qu'il l'entend.) Alors la relation thérapeutique ressemblera à un patient qui est assis dans un char, un carrosse ou une charrette, tiré par des chevaux ou des bœufs qui transpirent.

Voici les caractéristiques d'un objectif :

1. Il est spécifique, bien défini, précis.

2. Il est contextualisé.

3. Il est réaliste.

4. Il est concret. Il est possible d'atteindre un objectif si le cerveau peut s'en faire une représentation concrète. L'inconscient sait alors quelle direction prendre.

5. Il est formulé en termes positifs.

6. Il ne concerne que le sujet, il est personnel.

7. Il est écologique ; c'est-à-dire qu'il n'y a aucun inconvénient ni pour la personne, ni pour autrui d'atteindre l'objectif, et il n'y a aucun avantage à garder le problème.

8. Il est engageant, c'est-à-dire qu'il met la personne dans une position active.

9. Il est reconnaissable par autrui.

Avant d'atteindre le grand objectif, il peut y avoir des sous-objectifs, des étapes.

Si un de ces neufs point est impossible il faut redéfinir l'objectif en tenant compte de la difficulté, en la recyclant.

Dans le chapitre Joyeux, vous trouverez un complément pratique de ce protocole.

Protocole Prof N° 2
Le journal de bord

« Tout voyage, aussi long soit-il, commence par le premier pas. »
Proverbe chinois

Nous allons voyager ensemble... Prenez votre journal de bord...

Ce livre est un voyage au centre de vous-même. Les nombreux protocoles qui y sont proposés vous permettront d'aller plus loin dans votre propre compréhension. Je vous propose de prendre une carte routière avec vous, et ce livre sera cette carte.

Tous les grands explorateurs consignent leur voyage par écrit dans un journal de bord. Celui-ci est un cahier dans lequel on écrit tout son cheminement, ses peurs, ses doutes, ses découvertes et ses avancées. Les pages de ce livre seront jalonnées de questionnaires qui vous aideront sur votre parcours.

Votre journal sera votre fil directeur, vous aidant à voyager d'une séance à l'autre. Il vous permettra aussi d'affiner votre pensée, votre ressenti, votre vécu, tout au long de votre cheminement. N'essayez pas de faire de belles phrases, il ne s'agit pas ici d'un exercice de style. Utilisez juste le langage de votre cœur. Enfin, rangez ce journal dans un endroit secret...

Protocole Prof N° 3
Ce qu'il ne faut pas faire
après un grand choc

Ce qui suit peut vous paraître évident mais je préfère le répéter. Voici ce qu'il ne faut pas faire et des recommandations utiles :

• Ne rien dire. « Ce n'est rien, ça passera ».

Recommandation : s'exprimer sans limite.

• Compenser son mal-être en travaillant plus, afin « d'éviter d'y repenser ».

Recommandation : se poser.

• Épuiser son organisme en faisant du sport à outrance. Dire « ça me défoule » sans vraiment donner un sens précis à ce défoulement juste par peur « d'aller mal ».

Recommandation : accepter toutes ces réactions physiques quelles qu'elles soient, les écouter.

• Prendre de grandes résolutions. Dans ce type de situations, les décisions ne sont jamais très bonnes à prendre car elles sont sous l'emprise de la passion. Plutôt que de faire face à son mal-être, on s'ajoute alors une difficulté supplémentaire.

Recommandation : attendre de recouvrer son calme intérieur pour éviter l'effet cascade, un problème qui crée un problème qui crée un problème qui crée...

• Ne plus revenir sur les lieux du drame, considérer ce dernier comme un lieu maudit qu'il faut éviter à tout prix afin de ne « plus jamais revivre les mêmes impressions ».

Recommandation : au contraire, le lieu contient la mémoire de tout ce que vous n'avez pas osé exprimer. Allez-y et faites le protocole d'urgence (voir plus loin) sur place – ou alentour.

• Vous distraire pour oublier. L'objectif inconscient n'étant pas de vous distraire mais plutôt d'essayer d'éviter tout mal-être.

Recommandation : faites face à ce mal-être et appliquez les protocoles d'urgence.

• Vous endormir de façon artificielle. Ce sommeil, ou la tendance à prendre n'importe quel médicament pour vous assoupir, est là pour vous permettre d'éviter ce ressenti qui, à l'intérieur, vous dérange.

Recommandation : faites attention aux drogues, à l'alcool, aux médicaments qui créent des leurres de soulagement.

• Autodestruction. « Je me fous de tout car plus rien n'a vraiment d'importance. Je bouffe n'importe quoi, je bois n'importe quoi ». Bref, j'essaye d'oublier, une fois de plus.

Recommandation : chercher le message, l'opportunité à évoluer qui ne se représentera peut-être jamais plus et que révèle cette expérience.

Protocole Prof N° 4
Conduite à tenir devant un bio-choc
Protocoles d'urgence

Que faire au moment d'un choc ?

Comme vous l'avez bien compris, ce qui ne s'exprime pas s'imprime dans la biologie. La première action à faire en cas de bio-choc déclenchant – ou suffisamment fort pour programmer une mémoire – est de vous **EXPRIMER** par tous vos canaux.

Par l'écriture

Vous écrivez tout ce qui vous vient, tout ce qui vous passe par la tête, tout ce que vous ressentez. À ce stade, ne cherchez pas à suivre un protocole trop précis, mais ayez l'idée de vous purger ou de vous vider par vos mots !!

Par le dessin

Laissez-vous dessiner toutes vos impressions... Dessinez tout ce que vous voyez à l'intérieur de vous. Laissez votre inconscient s'exprimer par des images sans le censurer.

Par la danse

Trouvez des musiques qui vous plaisent et laissez-vous danser. Plus précisément, laissez danser votre corps sans retenue. Amplifiez tous vos mouvements intérieurs.

Par le cri

Allez dans une forêt... laissez-vous crier votre détresse sans refoulement ni retenue. Dans un moment de bio-choc, la libération de la voix est primordiale car, très souvent, face à un événement inattendu, on reste sans voix !!

Par des rencontres

Appelez des personnes à qui vous pouvez parler librement et racontez votre histoire. Prévenez-les tout de suite : « Es-tu d'accord pour m'écouter, j'ai besoin de parler ». Allez-y, exprimez tout ce qui vous vient. Peut-être aurez-vous besoin de plusieurs ami(e)s afin de raconter votre histoire plusieurs fois.

À ce stade, sachez que tout ce qui vous permettra d'exprimer à l'extérieur ce qui se passe à l'intérieur vous aidera efficacement.

Ce qui est l'extérieur n'est plus à l'intérieur !

Et si tout cela est impossible, respirez de nombreuses fois, de façon complète, et bougez.

Protocole Prof N° 5
Travailler son ressenti

Mieux comprendre son ressenti.
Ressentis négatifs ou ressentis positifs ?

La plupart des protocoles en dé-codage biologique s'appuient sur le ressenti. Il vous sera profitable d'être à l'aise avec vos émotions, de connaître le chemin qui mène vers la conscience de votre ressenti et son expression. Pour cette raison, ce protocole est placé ici, avant les protocoles thérapeutiques.

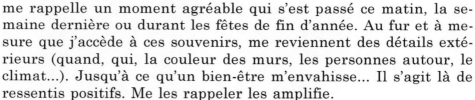

Un ressenti est un état d'être interne différent des mots que nous utilisons pour le décrire. Je me rappelle un moment agréable qui s'est passé ce matin, la se-maine dernière ou durant les fêtes de fin d'année. Au fur et à me-sure que j'accède à ces souvenirs, me reviennent des détails exté-rieurs (quand, qui, la couleur des murs, les personnes autour, le climat...). Jusqu'à ce qu'un bien-être m'envahisse... Il s'agit là de ressentis positifs. Me les rappeler les amplifie.

Faites-en l'expérience...

Maintenant, je me souviens d'un conflit récent ou d'une dispute que j'ai eue. Avec qui était-ce ? Quand cela s'est-il passé ? Quelles étaient les couleurs ou les personnes autour de moi, etc. Qu'est-ce qui se passe en moi ?

Quel est le mot le plus juste, le plus exact, exprimant ce que je ressens ?

Comment se caractérise ma sensation de mal-être ? Un serrement à la gorge, une douleur au ventre ?

Si cette sensation avait une forme, quelle serait-elle ?

Si cette sensation avait une densité, quelle serait-elle ?

Si cette sensation avait une couleur, quelle serait-elle ?

Puis faire le protocole suivant qui se nomme : « Voyage dans un ressenti ».

Que se passe-t-il maintenant ?

Souvent, le mal-être augmente provisoirement puis diminue et s'arrête. Le bien-être ou la détente s'établit.

Malheureusement, notre tendance « naturelle » est de tout stopper au moment où le mal-être augmente... comme il s'agit là d'un ressenti négatif, c'est en le contactant qu'il peut se modifier et s'éliminer.

Ainsi, le ressenti positif se conserve et s'apprécie alors que le ressenti négatif s'évanouit.

Parler d'une expérience positive l'augmente du double.

Parler d'une expérience négative la divise par deux

et par deux et par deux et par deux...

Protocole Prof N° 6
Voyage dans un ressenti

Nous traversons en général cinq étapes dans ce voyage :

1re étape : **Apparition et localisation du ressenti**

« Il y a quelque chose qui me gratouille. Je ne sais pas trop quoi. Je sais juste que ça gratouille. » Tant que vous dites que ça vous gratouille, vous n'êtes pas encore dans la 1re phase. Cette phase est complétée quand vous pouvez réellement identifier ce qui se passe à l'intérieur. Si je suis dans la tristesse, c'est une émotion. Je peux dire : « Je me sens triste ». Mais pour que vous puissiez réellement aller dans l'émergence du ressenti, vous devez répondre à : « Comment ça se passe d'être triste à l'intérieur de moi ? »

2e étape : **Je développe le ressenti et je m'y associe**

Je donne une âme à ce ressenti, en quelque sorte. C'est-à-dire que je vais descendre, je vais percevoir ce ressenti à travers tout mon corps. Un être spirituel disait un jour : « Ne soyez pas triste comme un homme, soyez triste comme un Bouddha ». La tristesse d'un Bouddha c'est qu'il accepte l'émotion à travers la totalité de son corps.

La respiration

Ce qui permet l'immersion et l'amplification, c'est d'une part de se détendre, et d'autre part de respirer. La principale possibilité pour amplifier son ressenti, c'est la respiration. La respiration profonde dans ses sensations aide au développement du ressenti. Si la respiration n'est pas consciente, il est plus difficile de faire émerger les ressentis.

3e étape : **J'observe à chaque seconde les modifications de mon ressenti**

Le cerveau ne peut pas changer ce qui est général, il ne peut changer que ce qui est spécifique. Il peut alors prendre une décision par rapport au futur et donner plus d'ouverture. Mais si vous travaillez sur un ressenti, il faut toujours le travailler dans l'ici et maintenant en observant les moindres de ses modifications. C'est ainsi qu'on va commencer à lui donner un sens.

4e étape : La prise de conscience

En donnant un sens vient la prise de conscience. La prise de conscience est le sens que l'on donne et le lien que l'on met entre ce ressenti d'ici et maintenant et l'origine de ce ressenti.

5e étape : Le lâcher-prise, la détente, la vagotonie

Consécutivement à la prise de conscience, nous avons un processus très agréable de bien-être et de lâcher-prise. On va pouvoir lâcher prise au niveau de ce ressenti, et permettre à sa biologie de faire circuler l'énergie de façon plus ample.

Parfois cela est simple, immédiat, parfois cela est très difficile, et semble impossible. Alors qu'est-ce qui fait la différence ? C'est la prise de conscience. Mais pas n'importe quelle prise de conscience ; il s'agit d'une prise de conscience de l'événement juste, de la croyance juste, du ressenti juste. Juste, dans le sens de « relié au symptôme ».Chacun d'entre nous a une histoire émotionnelle très riche. Mais bien sûr chacun de nos symptômes n'est relié qu'à une partie de notre histoire. Et c'est ce lien que les protocoles et la thérapie, vont mettre en conscience, en évidence. Il s'agit de cette prise de conscience-là, et dans l'émotion c'est cela qui nous permet de guérir. C'est l'« Intellissentir » : comprendre avec émotion, ressentir avec intelligence.

Protocole Prof N° 7
Les cinq principaux domaines d'expression
de son ressenti

Nous pouvons explorer nos ressentis dans cinq domaines principaux. Ces domaines sont dits biologiques parce que pour survivre, notre identité doit être reliée avec :

Soi

Notre première identité commence à la naissance. Je reçois un nom, je commence mon processus de maturation. Le ressenti me permet de mieux piloter mon développement personnel.

Le couple

À votre avis, pourquoi le couple est-il un programme biologique absolu ? Pour la reproduction tout d'abord, mais au niveau personnel, qu'est-ce qui fait que c'est un programme de survie ?

La conception implique le couple. Notre propre existence, notre propre création provient d'une relation sexuelle fécondante. Donc nous n'avons pas le choix. Que nous aimions ou non nos parents, il y a forcément en nous un programme biologique qui nous conduit dans une relation de couple. Et là, nouveau ressenti, nouveau programme ; nous sommes deux à ressentir et à échanger.

La famille

À partir de quand commence la famille ? À la naissance du premier enfant. C'est un nouveau programme biologique. L'enfant dans sa dynamique de vie va permettre d'extérioriser l'inconscient familial et d'enrichir ses ressentis.

Le domaine professionnel

Ce domaine permet d'aller chercher de quoi nourrir la famille. Mais c'est aussi un programme important qui est la récolte d'informations provenant de l'étranger : « Je vais chercher de nouvelles connaissances pour les amener à l'intérieur de mon clan ».

Le domaine social

C'est un ensemble de familles. En vivant tous « ensemble » nos besoins seront mieux assouvis, notre sécurité renforcée... « Je dois évoluer dans un nouveau milieu et y trouver ma place. »

Tous ces domaines, dans lesquels nous avons chacun notre place, sont des extensions de notre biologie. Un travail de prévention consiste à se demander où nous en sommes dans tel ou tel domaine : « Est-ce satisfaisant, ou ai-je quelque chose à faire pour aller plus loin dans la perception des ressources dans ces domaines ? »

Protocole Prof N° 8
Protocole de fin de séance

À chaque fois que vous venez de terminer un protocole, une séance, un travail sur vous, prenez du temps. Ne vous jetez pas immédiatement dans de nouvelles activités, tête baissée.

Récapitulez ce que vous venez de vivre :

- Qu'avez-vous découvert ?

- Sur vous ?

- Sur les autres ?

- Sur votre passé ?

- Quelle croyance inconsciente a émergé ?

- Quelles ont été les prises de conscience ?

- Quelles nouvelles possibilités s'ouvrent à vous ?

- Quelles décisions nouvelles cela va-t-il permettre ?

- Comment vous sentez-vous ?

- Quelles différences notables avec le début de la séance ?

- Quel peut être le nouvel objectif à travailler une prochaine fois ?

- Quelle est la principale conclusion que vous en tirez ?

- Quel engagement prenez-vous, qui manifestera tout cela ?

Inscrivez vos réponses dans votre journal de bord.

Épilogue

Blanche-Neige referme le livret. Elle est décidée et, en connaissance de cause, accepte l'aventure avec énergie et confiance. Elle se sent rassurée, libre et respectée. Elle sait pouvoir l'interrompre si elle le voulait.

Une dernière fois, elle se rend chez Prof. Elle salue cet homme d'expérience. Quelque chose s'est éclairé en elle. Sans avoir travaillé sur son histoire, ses conflits, elle sait d'abord qu'il y a une solution à ses problèmes et cela lui fait du bien. Elle sait que ce qui la tourmente est quelque chose de compréhensible, connu des professionnels, et cela lui fait du bien. C'est comme si son inconscient était cet ensemble de territoires qu'explorèrent jadis quelques pionniers courageux : inquiétant la première fois et ensuite familier, cartographié. Elle a pu poser des questions et être entendue, elle a même commencé à se projeter dans le futur, ce qui ne lui était plus arrivé depuis quelque temps et cela la rassure.

Elle a réalisé que sa peur de sortir dans la rue peut être verbalisée, qu'elle a eu des émotions et qu'elle peut apprendre à les nommer, à les dire, à s'en libérer.

Que cette histoire est reliée à un autre événement, peut-être l'histoire dans la classe.

Qui elle-même est reliée à une autre histoire... jusqu'à la première histoire.

Qu'elle est responsable de ce qu'elle ressent, de sa souffrance et aussi de sa guérison.

Qu'elle peut être aidée à être autonome.

Et déjà de penser à ce professeur lui disant « faudra-t-il que je t'ouvre la tête pour y mettre toutes les équations » prend des allures moins dramatiques, presque ridicules.

Alors pour toutes ces raisons, elle change d'étage, monte l'escalier ce matin-là, le jour de son rendez-vous mensuel et lit sur une nouvelle porte :

« JOYEUX », thérapeute orienté vers les solutions actives et potentielles que recèle votre inconscient.

Elle sonne deux fois à la porte comme le demande une plaque fixée à droite de celle-ci. « Dring ! Dring ! » Un homme mûr ouvre, le sourire accueillant.

« Bienvenue chez vous !

— Merci ! C'est curieux, pourquoi faut-il sonner deux fois ?

— La première fois, c'est votre conscient qui sonne, la seconde votre inconscient. Si un seul demande, l'autre peut ne pas être prêt ou d'accord.

— C'est amusant ! Qu'allons-nous faire ? »

Notes personnelles :

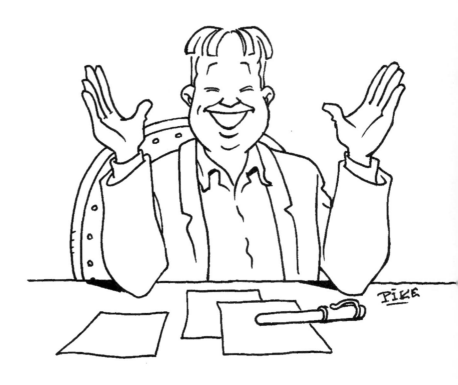

Deuxième partie

JOYEUX

Prologue

Joyeux, thérapeute, fait asseoir Blanche-Neige sur un large fauteuil entouré de poufs chatoyants, de canapés parfumés et de tapis agréables à regarder et à toucher. Au sol, de multiples objets chamarrés, bigarrés, des poupées en chiffon, des animaux en plastique se reposent. Il lui semblait qu'ils venaient juste d'interrompre leur jeu si plein de plaisir. Au mur, des dessins d'enfants et un tableau blanc.

« Cela ressemble à une chambre d'enfant chez vous !... Cela ne fait pas sérieux avance Blanche-Neige.

— La thérapie ressemble parfois à un jeu où on ferait comme si on avait un problème pour avoir le plaisir de découvrir plein de choses passionnantes ! »

Et Blanche va découvrir de nouveaux paysages, un chemin creusé dans cet air invisible mais odorant qui permet aux abeilles de trouver leur chemin, un chemin comme celui que tracent les oiseaux, libres et légers.

Bientôt, elle va être en train d'explorer une nouvelle façon d'être elle-même – car elle sème des gemmes et des joyaux. Enfin, afin de faire germer, fructifier plus fort, plus haut tout ce parcours, elle décide d'écrire chacune de ses expériences. Et c'est ce que nous allons lire maintenant dans ce chapitre appelé : « Joyeux », du nom de son nouveau guide.

Questionnaire : « Qu'appréciez vous chez moi ? »

Ce premier questionnaire est une façon agréable de se rencontrer. Cela à travers les yeux de ceux qui nous entourent, nous connaissent mieux que nous et apprécient en nous ce qui ne se dit que trop rarement : nos qualités. En prendre conscience et les garder présentes à l'esprit est stimulant pour notre créativité et nous prépare à rencontrer nos espaces intérieurs souffrants.

1. Interrogez les personnes de votre entourage à propos de vous et demandez-leur quels sont les comportements qui vous caractérisent le plus :

- disponible
- détendu
- franc
- tendre
- patient
- ouvert
- décidé
- à l'écoute
- indulgent
- courageux
- ordonné
- prévenant
- généreux
- protecteur
- ...

2. Choisissez une qualité que l'on vous reconnaît, et habillez-vous avec, comme on essaye un costume ; ressentez-la avec chaque partie de votre corps. Trouvez la zone corporelle dans laquelle c'est le plus agréable. Puis, imaginez-vous dans différentes situations connues avec ce costume et cette sensation.

3. Interrogez-vous maintenant sur ce que vous appréciez le plus chez les autres, en utilisant la même liste...

4. Qui, de votre entourage, possède une qualité que vous aimeriez vraiment ressentir en vous ? Laquelle ? Habillez-vous avec, comme on essaye un costume ; ressentez-la avec chaque partie de votre corps. Trouvez la zone corporelle dans laquelle c'est le plus agréable. Puis, imaginez-vous dans différentes situations connues avec ce costume et cette sensation.

Protocole Joyeux N° 1
Dynamiser un objectif

➤ Niveau de difficulté : fauteuil

➤ Appartenance : verbal, ligne de temps

➤ Indications : en début de séance

➤ Contre-indications : aucune

➤ Objectif : apprendre à définir un objectif puis, l'objectif de l'objectif, et vérifier s'il est réalisable

➤ Conditions de réalisation : avec un thérapeute

➤ Temps nécessaire : 30 minutes et plusieurs heures parfois

➤ Matériel : aucun

Introduction

Ce protocole fait suite à celui que vous avez lu dans le cabinet de Prof (page 98). On ne se met jamais en route sans savoir où on va, ni pourquoi y aller ! Il est fondamental de commencer tout travail sur soi par une définition de son objectif de séance.

Il peut être très profitable de définir pour soi trois objectifs, un à un an, un à trois ans, et un à cinq ans.

Protocole

Écrire sur son carnet de bord les réponses aux questions suivantes : « Quel est mon objectif ? Qu'est-ce qui est important pour moi ? »

Définir un objectif. S'imaginer avoir atteint cet objectif. Le visualiser : où, quand... ?

Avancer d'un pas afin de rentrer dans cet objectif atteint, et s'imprégner des sensations liées à cet objectif. Quel est le ressenti, quelle est la posture, quelles sont les pensées associées à cette expérience ?

Qu'est-ce que cet objectif permet d'atteindre de plus important ? Le visualiser.

Avancer d'un pas en s'imprégnant des sensations liées à cet objectif. Quel est le ressenti, quelle est la posture, quelles sont les pensées associées à cette expérience d'avoir atteint ...... (nommez l'objectif défini ci-dessus) permet d'atteindre quel autre objectif ? Le visualiser.

Avancer d'un pas en s'imprégnant des sensations. Quel est le ressenti, quelle est la posture, quelles sont les pensées associées à cette expérience ? Aller de pas en pas jusqu'au maximum de l'expérience.

Par exemple :

1er objectif :	Je veux gagner de l'argent.
2e objectif :	— Si tu réalises cet objectif, qu'est-ce qu'il te permettra ? Un pas supplémentaire.
	— De voyager !
3e objectif :	— Si tu voyages, qu'est-ce que cela te permettra ?
	— De voir mon père.
4e objectif :	— Si tu vois ton père, etc.

Le thérapeute fait refaire les étapes en nommant les ressentis, les mots que la personne a exprimés. Parler au présent.

Il propose à la personne de revivre toutes les étapes au présent. Elle exprime ce qu'elle ressent. Elle évoque un nouvel objectif. Elle le positionne dans l'espace et entre dans cet espace.

Ce que tu ressens, si c'était une couleur, ce serait quelle couleur ?

Si c'était un paysage, ce serait quel paysage ?

Si c'était un animal, ce serait quel animal ?

Si c'était un geste, ce serait quel geste ?

Si c'était un mot, ce serait quel mot ?

Ce sont des réponses qui permettent de créer des ressources qui seront utiles à l'avenir.

Éventuellement, demander à la personne de se retourner sur son passé. « Qu'as-tu envie d'exprimer ? » L'exprimer.

Protocole Joyeux N° 2
Trouver et détailler un ressenti agréable

➤ Niveau de difficulté : fauteuil

➤ Objectif : trouver – et plus particulièrement dans nos souvenirs positifs – le ressenti intérieur lié à un événement

➤ Indications :

    1) pour les gens trop intellectuels

    2) avant d'aborder des émotions désagréables

    3) faciliter le contact avec son inconscient

➤ Conditions de réalisation : à 2

➤ Temps nécessaire : au moins 20 minutes

➤ Matériel nécessaire : être installé confortablement

Introduction

L'objectif de cet exercice est d'apprendre à repérer dans les propos de l'autre ce qui est de l'ordre du ressenti. Il s'agit de débusquer ce ressenti.

Nous faisons cet exercice sur un événement agréable, positif. Par exemple : « J'étais en vacances à tel endroit et il s'est passé tel événement ». Il vaut mieux commencer à pratiquer cet exercice à deux personnes pour, ensuite, pouvoir l'utiliser seul.

Il y a deux personnes A et B.

A raconte un événement agréable. B dialogue, pose des questions, écoute jusqu'à atteindre le ressenti.

Lorsque le sujet est sur le ressenti, assez souvent il n'a plus de mots, mais juste une pure sensation interne. S'il se rappelle d'un moment sur un bateau, il peut tout d'abord percevoir les mouvements du bateau dans son corps, les sensations de vent sur son visage. Ensuite, la pure sensation interne, c'est comme si vous aviez une caméra à l'intérieur du corps qui puisse montrer qu'il se passe ceci ou cela. Au début, ce ne sont pas des mots, ni des impressions, ni des jugements. C'est tout d'abord une sensation pure. Lorsque j'ai le vent sur le visage alors que je suis sur un bateau, je sens une sensation de dilatation à l'intérieur de ma cage thoracique ; le ressenti que je vais identifier puis formuler progressivement est : « Jubilation, bonheur, je me sens libre. »

En tant qu'écoutant ou praticien en Décodage Biologique des Maladies, il est fondamental de distinguer événement, sensation, émotion, ressenti, afin de guider le patient à l'intérieur de ce ressenti.

Expériences de référence

Voici des exemples d'expériences avec lesquelles vous pourrez faire ce protocole.

- un moment récent
- un moment ancien
- durant mon enfance
- une expérience au travail
- en famille
- avec des amis
- en mouvement
- immobile,
- etc.

Et ces événements sont tous agréables.

Étapes du protocole

1) le sujet – A – trouve une expérience positive, agréable.

2) Durant cette expérience, A trouve le moment le plus fort, le plus particulièrement positif. S'il y en a plusieurs, n'en choisir qu'un seul.

3) Veiller à ce que A soit associé à l'événement. Cela veut dire qu'il le vit de l'intérieur et non pas qu'il s'observe, comme s'il se voyait sur un écran de cinéma.

Il est important d'être dans l'expérience : de revoir ce que l'on a vu, d'entendre ce que l'on a entendu et donc de ressentir ce que l'on a ressenti à ce moment-là. En conséquence, le sujet doit spontanément s'exprimer au présent et à la première personne. Par exemple : « ***Je suis en train de*** revoir telle personne et d'entendre telle autre ».

4) Le thérapeute – B – peut reformuler en disant :

« Et alors que tu es en train de voir X et d'entendre Y, peut-être avec tel parfum qui vient jusqu'à toi, ou telle saveur, que se passe-t-il exactement à l'intérieur de toi, tout de suite ?

Où cela se passe-t-il dans ton corps ? À droite ? À gauche ? Au milieu ? Dans le ventre ? Les épaules ?

Et cela produit quelle (s) sensation (s) très précisément ? Est-ce une sensation qui serre ? Est-ce un vide ? Est-ce un plein ? Est-ce en surface, en profondeur ? De quelle taille ?

Que ressens-tu ? Comment s'appelle ce ressenti ? »

C'est à B de veiller à ce que le sujet soit dans l'expérience intérieure.

« Si tu traduisais en un mot, en un nom, cette émotion, ce ressenti, cette expérience, tu utiliserais quel mot ? Qu'est-ce qui vient ? Qu'est-ce que tu contactes ? Qu'est-ce que tu ressens ? »

5) Test

Lorsque A prononce ce terme, ce mot, ce qualificatif de son expérience intérieure que nous pouvons appeler le ressenti, celui-ci est amplifié et naturellement se perçoit de l'extérieur : la posture du sujet change, l'expression qui se dégage de son visage, la qualité de sa respiration qui souvent devient plus ample, avec parfois des bruits digestifs ou d'autres expressions qui manifestent que le sujet est dans une expérience interne de transformation.

> ## Protocole Joyeux N° 3
> ## Créer un espace ressourçant

➤ Niveau de difficulté : hamac

➤ Appartenance : visualisation, utilisation de l'espace

➤ Indication : accéder volontairement à un ressenti ressourçant

➤ Contre-indication : aucune

➤ Conditions de réalisation : seul ou à 2

➤ Matériel : aucun

Introduction

Notre cerveau est capable de créer quantité de choses plus ou moins conscientes et inconscientes.

Trop souvent, les thérapies ne mettent l'accent que sur l'inconscient et ses souffrances. Grâce à ce protocole, vous allez vous entraîner à créer des ressentis positifs. Si une personne est, par exemple, toujours submergée par le négatif, cet entraînement fondé sur les ressentis positifs, lui demandant persévérance et assiduité, sera un tremplin vers de grandes satisfactions.

Étapes du protocole

Posez-vous la question : « Dans la nature, quel environnement serait le plus ressourçant pour moi ? »

Mettez-vous debout, fermez-les yeux et imaginez que vous sculptez virtuellement cet endroit avec vos mains. Continuez cette sculpture jusqu'à pleine satisfaction.

Avancez d'un pas et mettez-vous au centre de votre création.

Laissez bouger votre corps jusqu'à pleinement ressentir tout ce que vous avez créé à l'intérieur de ce paysage. Ressentez les répercussions de cette création sur votre corps. Sentez-vous vraiment libre de bouger votre corps. Lorsque cette création disparaîtra, un sentiment de paix et de vitalité pourra s'ensuivre en vous.

Ouvrez les yeux tout en restant en contact avec votre expérience intérieure.

Témoignage

Mme X lutte souvent dans son existence. Je lui propose ce protocole et l'invite à le refaire régulièrement chez elle. Après quelques temps de pratique, Mme X exprime : « Je me sens enfin en contact avec moi, avec mon corps. J'ai confiance en ce qui se passe en moi. »

Protocole Joyeux N° 4
Guider pour créer

➤ Niveau de difficulté : hamac
➤ Indication : améliorer sa confiance en soi
➤ Conditions de réalisation : seul
➤ Temps nécessaire : 15 minutes
➤ Matériel : feuille blanche, crayons

Introduction

L'écriture est un puissant facteur de mise à plat de son ressenti. Après quelque temps d'apprentissage, l'habitude et l'aisance viendront rapidement. Il suffit juste de commencer à s'entraîner.

Trop souvent, nous avons tendance à voir le verre à moitié vide plutôt qu'à moitié plein. À force d'être dans son conflit, nous avons plutôt tendance à le dramatiser. Faisons une simple pause et observons ce que nous aimons vraiment dans la vie. Surtout ces petits détails si agréables...

Étapes du protocole

Prenez des feuilles blanches, au format A4 par exemple. Les feuilles à carreaux peuvent vous rappeler vos échecs scolaires et par là-même inhiber votre processus créatif.

Imaginez quelqu'un de bienveillant qui se placerait tout près de vous et qui créerait un climat de confiance et de sécurité.

Je complète spontanément les phrases suivantes :
    « Je suis heureux quand ... »
    « J'ai du plaisir quand ... »
    « J'aime ma vie quand ... »

Je me laisse m'exprimer sur mon papier ou mon clavier sans censurer quoi que ce soit, sans essayer de faire de belles phrases, sans me soucier de l'orthographe.

Puis, je dessine tout ce qui me vient, relié à mes réponses.

À la fin de ce protocole, je prends conscience des nouvelles sensations agréables et je les note.

Protocole Joyeux N° 5
Promenade agréable dans son histoire

➤ Niveau de difficulté : fauteuil

➤ Objectif : permettre de se promener dans l'histoire de sa vie, et de découvrir de quelle façon j'encode l'agréable en moi, puis intensifier cette sensation

➤ Condition : préférer le travail à 2 ; il sera possible de le faire seul après quelques heures d'expérience à 2

➤ Temps : prévoir environ 40 minutes

➤ Matériel : crayons, feuilles

Introduction

C'est un modèle important car il va permettre à la personne de se promener dans son histoire, d'aller chercher des événements parfois peu agréables ou bien franchement négatifs. Le thérapeute est comme un projectionniste qui va aider le sujet à visiter son histoire et à travailler sur des ressentis pour libérer tous ceux accumulés suite à un choc, un conflit. Souvent le sujet a gardé cette sidération à l'intérieur de lui, à l'intérieur de ses tissus, à l'intérieur de sa biologie. Mais avant tout, on va travailler sur des ressentis positifs pour observer comment une personne peut bouger dans son ressenti positif.

Pendant cet exercice, vous allez vivre une expérience, observer comment les ressentis surgissent. Il suffit seulement de le demander pour que les ressentis apparaissent. Car fondamentalement, notre inconscient est bienveillant. Si on lui demande quelque chose, il nous le donne très gentiment avec beaucoup de plaisir. On peut soit lui demander des moments de résistance et travailler sur des résistances (des difficultés), soit des moments très agréables et travailler sur des ressentis très agréables. Je vous propose pendant le temps de cet exercice de vous concentrer sur des ressentis positifs. Vous allez voyager à l'intérieur de vous-même et laisser émerger les ressentis quels qu'ils soient. Dans cette phase-là, il est préférable d'avoir les yeux fermés. Vous allez vous rappeler des moments précis. Vous allez surtout laisser surgir des impressions et observer de quelle façon elles surgissent à l'intérieur de vous. Des souvenirs

datant d'une heure ou de 20
ans ont laissé de multiples
informations dans notre inconscient.

Étapes du protocole

1) Vous vous détendez. Vous
trouvez une position agréable.

2) Vous observez le monde extérieur.

Dans un 1er temps, vous ouvrez
les yeux et vous observez les choses
à l'extérieur de vous. Vous observez
des détails dans cette pièce. Vous poin-
tez un détail dans la pièce que vous
n'aviez peut-être encore jamais vu. Vous
pouvez observer que même si vous êtes là depuis des heures, il y a
encore des détails qui vous échappent. Et si vous décidez de regarder des détails, finalement, les détails arrivent. C'est un petit peu
comme cela que ça se passe dans l'inconscient. Si on demande quelque chose de précis, l'inconscient va nous donner des moments, des
sensations très précises. Ne soyez pas étonné de ce qui va se produire durant cet exercice. C'est normal. C'est une voie naturelle de
la biologie.

Vos yeux peuvent se fermer.

3) Un moment agréable qui s'est passé il y a quelques heures.

Je vous propose de vous rappeler un moment agréable qui s'est
passé il y a quelques heures. Et vous allez pointer un détail dans
votre ressenti. Vous avez les yeux fermés. Et vous mettez votre
attention tout particulièrement sur les **couleurs** de ce moment
précis. Vous pouvez aussi mettre votre attention sur les **odeurs et
les sons**.

Vous écrivez sur une feuille de papier l'aspect positif de votre
expérience.

4) Un moment agréable qui s'est passé il y a un an.

Maintenant, vous vous rappelez un moment agréable qui s'est passé il y a plus ou moins un an. Vous laissez venir une expérience, puis une sensation, un ressenti. Je vous propose de mettre tout particulièrement votre présence sur votre **respiration** à ce moment-là. Vivez ce qui s'est passé à ce moment-là.

Vous écrivez sur une feuille de papier l'aspect positif de votre expérience.

5) Un moment agréable il y a environ 10 ans.

Rappelez-vous un moment agréable qui a eu lieu il y a 10 ans environ.

Laissez venir une sensation, un ressenti. Et je vous propose de mettre votre attention sur votre **posture**.

Vous écrivez sur une feuille de papier l'aspect positif de votre expérience.

6) Un moment agréable il y a environ 20 ans.

Rappelez-vous maintenant un événement qui a eu lieu il y a environ 20 ans.

Vous pouvez mettre votre attention plus particulièrement sur un **mouvement**, un geste. Laissez venir le ressenti.

Vous écrivez sur une feuille de papier l'aspect positif de votre expérience.

7) Et maintenant, laissez revenir un souvenir, une sensation, un ressenti très ancien.

Et cette fois vous mettez votre attention sur votre peau et une **sensation** particulière.

Vous écrivez sur une feuille de papier l'aspect positif de votre expérience.

8) Posez sur le sol ces 6 feuilles de papier.

Vous les disposez au gré de votre intuition.

9) Allez de l'une à l'autre.

Cela dans le sens qui vous convient, à votre rythme, en passant autant de fois et par autant d'étapes que vous le souhaitez, jusqu'à une nouvelle expérience.

10) Observez.

Quelle impression se dégage de ces 6 événements ?

Vous intensifiez cette expérience.

11) Complétez la phrase suivante : « Quand je revisite mes sensations de plaisir ... »

12) Laissez-vous imaginer le plaisir et de belles sensations futures.

Protocole Joyeux N° 6
Amplification de sa conscience sensorielle

➤ Niveau de difficulté : hamac

➤ Indications : perte ou affaiblissement de la conscience des canaux sensoriels moins sollicités que d'autres

➤ Objectif : permettre, par un entraînement, de développer et amplifier notre conscience sensorielle dans l'instant présent, d'intensifier une expérience agréable

➤ Conditions de réalisation : soit seul, soit à 2 ; l'un lisant pour le sujet ce texte et brodant à partir de celui-ci

➤ Temps nécessaire : de 30 minutes à beaucoup plus

➤ Matériel nécessaire : crayon, feuille, musique agréable, parfum agréable, image, paysage, saveur et tout autre type de stimulation sensorielle agréable

Introduction

Tout être humain, suivant son histoire personnelle, va sélectionner ce qui fonctionne et éliminer ce qui fonctionne moins. Il va favoriser ce qui lui donne du confort, du plaisir ou de la sécurité ; il va éliminer ce qui lui procure souffrance et frustration. Et cela se construit à partir d'une ou de plusieurs expériences fortes, en fonction de son éducation.

Dans tous les cas, ces critères se forgent à partir de toute notre histoire ponctuée d'empreintes. Expérience limitante après expérience limitante, notre champ de conscience se réduit à ce qui nous procure confort ou sécurité. Ainsi, nous ne remettons plus en question les croyances du passé, les expériences vis-à-vis desquelles nous n'eûmes aucune ressource.

Il peut être profitable un jour de secouer la poussière – *pousse hier* – afin de remettre en question nos habitudes, nos automatismes. Bien sûr, avant cela, il est indispensable d'être conscient de notre inconscient !

Étapes du protocole

A - Point facultatif

« Sur une feuille, j'écris un problème et mon impression vis-à-vis de ce problème. »

B - Préparation

Commencez par les yeux ouverts, si vous le voulez bien ; ainsi que les oreilles, le nez, la bouche et la peau. La respiration est totalement libre et dégagée. Toute contrainte a été mise à la porte. On a pris garde de vider sa vessie et de boire ou de manger suffisamment, de se sentir bien reposé.

C - Exercices

Observez de manière globale et panoramique ce qui nous entoure et auquel nous ne prêtons plus forcément la même attention qu'à la première minute du premier jour de notre vie.

1) Visuel

Librement, vous pouvez regarder le lieu qui vous entoure et explorer à 360° autour de vous : devant, derrière, sur les côtés et également au-dessus et en dessous. Comme si le voir n'était pas un acte passif mais actif. Il est tellement bon de s'étonner comme si chaque centimètre carré de la surface de ce qui vous entoure était une œuvre d'art parfaite. Vous prenez tout le temps que vous souhaitez pour détailler, non seulement les teintes, mais les demi-teintes, les contrastes, les formes, la luminosité, l'équilibre des masses, la perspective, le relief, les jeux d'ombre et de lumière, l'aspect scintillant, mat, ou brillant ; cela de la façon la plus objective possible. Pour cet exercice il n'est pas utile et peut-être même nuisible d'imaginer, de voir ce qui n'est pas, de faire des liens à partir de ce que vous voyez. Il vaut mieux rester dans la vision objective de ce qui est réellement, comme le ferait une caméra.

Pause, longue pause...

2) Auditif

Mettez toute votre présence, votre conscience vers tous les bruits, les sons. Vous localisez le plus finement possible la source de tous ces bruits, vous détaillez toutes les sous-tonalités : graves..., médium..., aiguës..., le volume..., la tessiture..., la fréquence..., l'amplitude. Il est inutile, voire néfaste d'explorer ce que vous ressentez à l'écoute de tel ou tel son et d'imaginer ce qu'il représente. Est-ce une tondeuse à gazon ? Ou une mobylette ? Ce sont des questions inutiles pour l'instant. « Je localise le son qui vient d'en haut, de la droite, plutôt de loin, d'un volume fort et grave. » Vous pouvez tourner sur vous-même afin de recevoir le même son par votre oreille droite, puis par votre oreille gauche, cela en tournant sur votre axe.

Pause, longue pause...

3) Olfactif

Prenez longuement du temps pour être sensible à toutes les odeurs délicates, les fragrances et les effluves subtiles qui viennent chatouiller l'intérieur de vos narines. Mettez votre présence et votre conscience sans avoir besoin d'amplifier quoi que ce soit. Pour cela, il peut être nécessaire de vous rapprocher d'une table en bois, d'une plante, du vêtement d'un ami ; et aussi de déambuler, comparant la cuisine, la salle de bains, la chambre à coucher, ainsi que différents lieux extérieurs. Pour cet exercice, vous pouvez alterner yeux ouverts, yeux fermés. Vous pouvez également alterner une narine après l'autre.

Pause, longue pause...

4) Gustatif

Vous allez pouvoir vous amuser, si vous le souhaitez, à goûter différents aliments solides et liquides avec toute votre conscience, pour détailler non seulement sucré, salé, amer et acide, mais également la texture et la différence entre ce que vous recevez au bout de la langue et ce qui se pose au fond de la langue ou sur les côtés de la langue.

Pause, longue pause...

5) Toucher

Entrez en contact avec toutes sortes d'objets, avec les mains tout d'abord en variant les textures et les matériaux. Le même objet peut être saisi de la main droite, puis de la main gauche. Vous pouvez promener certains objets sur votre corps. Votre main, après les avoir touchés, peut les poser comme une caresse sur vos genoux, votre ventre, vos épaules et toute votre anatomie.

Pause, longue pause...

D - En soi

Une fois cette exploration des cinq sens faite, vous pouvez refaire chaque étape de ce protocole : les yeux fermés, allongé, la bouche légèrement ouverte, et revivre tout cela, attentif à votre ressenti. Votre esprit se dirigeant vers ce qu'il y a eu de plus agréable et de plus confortable.

Pause, longue pause...

E - Ensuite, vous allez mettre de la conscience et réaliser surtout ce qu'il y a eu de plus difficile afin de refaire l'étape de cet exercice spécifiquement sur ce qui a posé problème, pour développer ce sens, petit à petit, et pour profiter de ce que vous employez peu et qui est comme une réserve de potentiel, de bonheur et de ressource : à savoir ce sens ou cette partie sensorielle la moins sollicitée. Insistez comme un kinésithérapeute le ferait avec un muscle engourdi après une longue inactivité !

F - Variante

Dès que vous en avez le souhait et le temps, concentrez-vous sur des ressentis agréables en relation avec votre environnement, tous canaux sensoriels confondus.

G - Facultatif

Vous reprenez la feuille du premier point facultatif, du problème écrit et répondez à cette question : « Quelle est mon impression maintenant ? »

Protocole Joyeux N° 7
Changer d'émotion par le mouvement

➤ Niveau de difficulté : tabouret

➤ Indications et objectif : il s'agit d'abord d'un objectif pédagogique : prendre conscience que notre corps est relié à nos émotions, et nos émotions à notre corps. En réalité, les deux ne faisant qu'un. Cela est pédagogique et utile en conférence, ou pour faire passer l'information, le message de l'unité : corps – c'est-à-dire l'ensemble de nos cellules – et émotion – c'est-à-dire l'ensemble de nos ressentis

Deuxième objectif : transformer une émotion-problème, négative, en une nouvelle expérience, agréable, de façon très simple et immédiate, sans avoir besoin de rentrer dans le contenu, de faire une longue thérapie, ou être intelligent. Cela est donc accessible à tout individu, même apparemment résistant à toute introspection ou à tout travail de remémoration

➤ Conditions de réalisation : se fait à 2

➤ Matériel : beaucoup d'espace

Introduction

Toutes les traditions religieuses, spirituelles et mystiques l'ont compris dès le début, le corps extérieur est relié à la vie intérieure, sinon, pourquoi des postures spécifiques pour la méditation, pour la prière, pour l'oraison ? Pourquoi des pratiques telles que le Qi Gong, le Taï chi chuan, le yoga ? Et pourquoi les arts martiaux et les pratiques des samouraïs, les katas procureraient-ils une expérience intérieure si puissante ? Comme un ajustement de toutes nos dimensions.

Aussi nous pouvons nous servir de cette unité, de cet impact de la posture vers l'émotion puisque nous savons combien cela joue dans l'autre sens : de l'émotion vers la posture. Une personne dépressive n'a pas la même posture générale qu'une hystérique. Un angoissé n'aura pas la même attitude que quelqu'un qui se sent en confiance et en sécurité, ou encore quelqu'un en état d'ébriété.

Étapes du protocole

Vous aurez besoin de vous souvenir de trois expériences :

a. une expérience-problème que vous souhaitez faire évoluer ;

b. une expérience-ressource telle que vous savez la retrouver avec les protocoles précédents.

c. une expérience qui peut être reliée à un Maître ou à un mentor.

1) Posture problème

A. Rappelez-vous d'une expérience difficile, d'un problème.

B. Choisissez un emplacement autour de vous pour revivre ce souvenir. Votre corps trouve une posture physique en adéquation avec l'émotion intérieure : souffrance, angoisse... Peut-être êtes-vous recroquevillé sur vous-même, allongé sur le ventre, ou assis, figé sur une chaise.

C. Dès que cela est fait, vous faites un petit signe à votre guide ; il vous demande de bien photographier cette posture afin de la retrouver à un autre moment, d'être bien conscient de chaque partie de votre corps.

D. Puis vous sortez de cet espace, de cette émotion pour observer de l'extérieur l'autre vous-même dans cette posture recroquevillée ou figée...

E. Respirez, bougez librement.

2) Posture ressource

A. Rappelez-vous d'une expérience agréable, ressource.

B. Votre esprit choisit un nouvel emplacement afin d'y vivre le ressenti positif. Votre corps devient une sculpture vivante qui manifeste votre vie intérieure, vos ressentis, au détail près.

C. Lorsque cela est satisfaisant, vous faites un petit signe à votre guide qui vous laisse dans cette position encore quelques secondes en vous invitant à prendre en 'photo' cette posture afin de pouvoir la retrouver à un autre moment.

3) Choisir de changer

Puis vous sortez de cet espace comme on sort d'un costume afin de le regarder de l'extérieur. Vous regardez les deux sculptures de vous-même, afin de décider librement si vous choisissez de laisser celui qui est bloqué dans sa souffrance et son mal-être, ou si vous souhaitez lui apporter des ressources.

Si vous acceptez la perspective de changement, de mieux-être, et seulement dans ce cas, votre guide continue le protocole avec le point 4 ou va directement au 5e point.

Respirez, bougez librement.

4) Facultatif : avec une troisième sculpture

Cette fois-ci, vous allez visualiser un guide, un mentor, un être référent.

A. Dans l'espace qui vous entoure, vous choisissez un espace pour y imaginer un maître spirituel, un artiste, un écrivain, un homme célèbre du passé, ou tout autre individu qui pour vous a des ressources sublimes et utiles pour vous.

B. Vous observez ce guide dans chaque détail de sa posture, comme un touriste le fait avec la sculpture d'une œuvre d'art.

C. Une fois que vous avez observé de façon globale et en détail, la posture, vous rentrez dans cette sculpture, devenez cette posture, ce mouvement, ou cette stabilité, afin d'en avoir une expérience personnelle, intérieure, sensitive.

D. Vous amplifiez votre expérience puis faites un signe à votre guide qui vous encourage une troisième fois à mémoriser cette position.

E. Vous sortez de cet espace et vous observez les trois sculptures.

F. Respirez, bougez librement.

5) Du problème à la ressource

A. Vous entrez dans la première sculpture négative.

Vous êtes dans cet espace problème comme dans une bulle, une fermeture, une clôture, une impasse. Restez en contact avec l'expérience intérieure qui vous posait problème, les souvenirs, les images, les sons...

B. ... tout en vous déplaçant vers l'espace ressource. Vous allez entrer en contact avec l'espace ressource. Et les deux espaces bientôt ne vont plus en faire qu'un seul.

Vous êtes en contact dans votre tête, avec ce qui posait problème, et votre corps entre dans la sculpture, devient la sculpture ressource. Votre esprit voit, entend la situation qui a posé un problème, pendant que votre corps est exactement dans la posture ressource, au détail près jusque dans la respiration.

6) Variante si vous avez fait le point 4

A. Si vous l'avez choisi, vous pouvez continuer ce protocole en allant vers le troisième espace, celui de votre mentor, de votre référent.

B. Vous gardez cette expérience problème en vous dirigeant vers cet être. Vous entrez dans son espace et vous prenez sa posture au détail près, tout en ayant à l'esprit et en mémoire le contact avec ce que vous aviez pris pour un problème.

7) Formulez tous les changements intérieurs, émotionnels, cognitifs. Quelles sont les nouvelles émotions, les sensations, vos nouvelles croyances, les nouvelles opinions et points de vue différents ?

Les écrire.

Épilogue

Assise dans le fauteuil bleu du bureau de Joyeux, Blanche-Neige regarde tout autour d'elle. Il semble maintenant que chaque objet est vivant, animé et comme habité. Chaque crayon, chaque feuille de papier, chaque jouet est un véhicule pouvant se changer en émotion et partir en voyage vers de nouveaux horizons, de nouveaux espaces à vivre. Chaque endroit de cette pièce est comme dense, plein et léger à la fois ! Joyeux lui sourit comme à son accoutumée, pétillant de lumière stellaire comme une nuit d'été balayée de vent tiède et rassurant, le vent, cette formidable énergie qui est là, si présent, sans que l'on puisse savoir où et quand il a commencé à souffler...

Emportée par le vent la soulevant, Blanche s'est levée et tend pour la dernière fois la main à Joyeux. Il sait qu'elle est prête maintenant à franchir une nouvelle porte : celle de la rencontre avec Dormeur, le profond voyageur des profonds intérieurs. Elle est prête pour la rencontre avec elle-même en douceur, la rencontre de ses fantômes en ses mémoires, de ses horreurs, de ses désespoirs, de ses leurres, de ces histoires pleines de lueurs dans le soir...

Elle est prête car elle peut glisser de problèmes en bonheurs et de bonheur en félicité ; elle va continuer sa promenade sur sa ligne de vie, une balade qui la conduira de souvenirs agréables en futurs souvenirs merveilleux ; elle peut surtout repenser à ce garçon qui fut tellement fou d'elle, et dont elle se moqua. Elle n'est plus triste d'avoir gâché ces instants. Elle les revoit avec indulgence et sourit ; c'est du passé, des histoires d'enfants qui oublient que la vie est un jeu, une fête, une opportunité à grandir.

Elle a aussi guéri en elle cette scène de classe. Elle la revoit mais accompagnée de tant de ressources que cela n'a plus le même sens, ni le même impact, elle se sent comme détachée et libre. Elle a sculpté son émotion d'alors et glissé vers une émotion de légèreté bienheureuse ; le professeur lui semble si drôle dans son personnage grave. Il veut faire le méchant plutôt qu'être lui.

Waouh !! Elle peut se sentir pleine d'elle et de sensations, ouverte au reste de l'univers.

Elle est prête pour aller de souffrance en ouvrance. Elle est prête pour refaire ses sept rêves, et les revivre, afin de trouver l'origine de son vitiligo, de son malaise. Prête, elle se dirige vers Dormeur.

Notes personnelles :

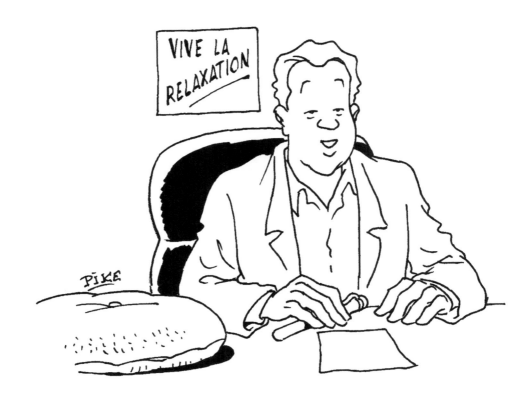

Troisième partie

DORMEUR

Prologue

L'ambiance est ouatée, sereine et le mobilier confortable ; des coussins, des poufs se côtoient près d'une table. En s'installant dans un long fauteuil aux teintes chaudes et accueillantes, Blanche-Neige s'enfonce agréablement. Face à elle, un homme aux gestes tranquilles, lents, lui sourit : c'est Dormeur, le troisième géant de la thérapie. Il est passé maître dans l'art de l'hypnose, la relaxation, la sophrologie et bien d'autres sciences des états modifiés de conscience.

On pourrait l'appeler tout aussi bien Rêveur, car avec lui on ne sait plus très bien où sont les limites entre rêve et réalité, ici et ailleurs, aujourd'hui et au jour d'hier... et de demain.

« Bienvenue en toi Blanche...

— En moi ou chez vous ? !

— Comme tu le préfères, Blanche. Si c'est : chez moi, c'est bien ; si c'est : chez toi, c'est bien aussi.

— Y a-t-il une différence ?...

— Que vois-tu ici ?

— Le cadre d'un tableau, un arc accroché au mur, des rideaux...

— Est-ce un 'chez moi' ou un 'chez toi' que tu es en train de décrire ? Car les précédents voyageurs qui sont venus ici m'ont décrit bien d'autres choses. Ni l'arc ni les rideaux, mais ces plantes vertes par exemple. Parlaient-ils de cette pièce ? Oui ! Alors pourquoi des mots différents ? Des expériences différentes peut-être. Car ne sommes-nous pas chacun unique et à la fois semblable aux autres ?

Veux-tu te promener à l'intérieur de tout ce qui sommeille sagement en toi et qui ne demande qu'à s'éveiller ? Oui, car lorsque nous sommes éveillés, quelque chose dort, et lorsque tu dors quelque chose se réveille qui était profondément assoupi, confortablement détendu...

— ... »

Blanche ne se souvient plus très bien de la suite. Seul un magnétophone a pu enregistrer ce que vous allez lire maintenant, aidé par les notes de Dormeur.

Questionnaire : « *Comment j'aime me relaxer ?* »

Qu'est-ce qui me permet de me relaxer ?

Et qu'est-ce qui augmente mes sensations de sécurité et de confort ?

- éclairage :
- lieu :
- moment de la journée :
- environnement : seul, accompagné par...
- musique :
- ma position corporelle :
- mes pensées - images mentales, phrases :
- mes émotions :

Qu'est-ce qui m'empêche de me relaxer ?

(utiliser la même liste)

Quelle partie de mon corps se relaxe en premier ?

Quelle est la première sensation qui m'indique que je me détends ?

Comment est ma respiration ?

- Lorsque je commence à me relaxer
- Lorsque je suis en pleine relaxation

Quels sont les bénéfices de mes moments de détente ?

À court terme :

À long terme :

Pour moi :

Pour autrui :

Protocole Dormeur N° 1
Apprentissage de la bio relaxation

➤ Niveau de difficulté : hamac

➤ Appartenance : relaxation

➤ Indications : toutes

➤ Contre-indications : aucune

➤ Objectif : être en contact avec son corps et son inconscient dans la détente. Autohypnose

➤ Conditions de réalisation : seul ou avec un thérapeute

➤ Temps nécessaire : de 10 minutes à une heure

➤ Matériel : musique de relaxation éventuellement, tapis, coussin

Introduction

De nombreux ouvrages et CD permettent d'entrer en relaxation. Si vous avez l'impression d'être souvent stressé et tendu, voici quelques conseils. En effet, en apprenant à vous détendre, vous accéderez plus rapidement à certaines modifications dans votre inconscient biologique. Décidez du temps que vous souhaitez y consacrer.

Étapes du protocole

1) La promenade

Décidez d'un temps de balade. Laissez allez vos pensées et restez en contact avec votre environnement. Regardez, sentez, touchez les objets qui vous entourent. Si vous avez le choix, préférez la nature, mais n'importe quel endroit peut convenir.

2) La danse

Trouvez de la musique rythmée ou qui comporte des percussions. Laissez-vous danser pendant au moins 10 minutes, sans essayer de bien faire. Faites ce que vous avez envie, bougez toutes les parties du corps. Laissez-vous respirer par le nez et la bouche.

Remarque

Trop souvent, notre éducation rigide contribue à l'installation de nombreuses tensions dans notre corps, (comme des règles qu'il faut suivre même si elles nous paraissent inadaptées.)

3) La respiration

Debout, assis ou allongé, prenez simplement conscience de votre respiration. Visualisez votre respiration allant dans les différentes parties de votre corps. Amplifiez vos sensations dans ces différentes parties puis laissez votre respiration ralentir et se détendre. Si vous avez marché ou dansé juste avant, cette étape sur la respiration en sera facilitée.

Commentaires

Si vous avez régulièrement suivi ces 3 étapes, vous êtes maintenant prêt à rentrer dans des protocoles plus spécifiques.

La détente est un état naturel du corps. Cet état est nécessaire à la réparation profonde de votre corps. Très souvent, détente et endormissement vont de pair. Avec un peu d'entraînement, vous pourrez vous détendre profondément tout en restant conscient. C'est très profitable.

DORMEUR

Protocole Dormeur N° 2
J'accueille le sens de ma maladie

➤ Niveau de difficulté : fauteuil

➤ Appartenance : visualisation

➤ Objectif : obtenir des informations inconscientes sur soi

➤ Indications : maladie, malaise

➤ Contre-indications : difficulté à visualiser, difficulté à se détendre

➤ Conditions de réalisation : seul ou avec un thérapeute ou en groupe

➤ Temps nécessaire : 30 à 40 minutes

➤ Matériel : fauteuil, lit confortable ou coussins ; vous pouvez avoir une feuille ou votre carnet dans lequel vous inscrirez tout ce qui vous paraîtra important

Introduction

En travaillant sur des mots-clés, vous allez pouvoir accéder à de nouvelles informations sur vous-même, et sur vos conflits inconscients encodés dans votre biologie.

Étapes du protocole

1. Tout d'abord, étirez-vous, baillez, faites quelques grandes respirations.

2. Puis assis ou allongé, trouvez une position confortable qui vous permettra de laisser venir des informations en vous.

3. Imaginez un écran devant vous, yeux fermés ou à moitié fermés. Vous pouvez aussi fixer votre regard sur un mur uniforme.

4. Laissez venir spontanément la couleur qui va remplir cet écran.

5. Écrivez virtuellement au centre de l'écran le mot sur lequel vous avez envie de trouver de nouvelles informations. Il peut s'agir d'un symptôme, d'une maladie ou tout autre mot qui vous affecte, qui vous touche ou vous inquiète.

6. Maintenant, posez-vous les questions suivantes en laissant venir toutes les réponses sous forme de mots, d'images, d'odeurs, de saveurs ou d'impressions corporelles... Ne cherchez pas la définition tel un dictionnaire, mais sans réfléchir laissez-vous faire des associations d'idées, et accueillez tout ce qui vient spontanément.

« **Quelle est sa signification pour moi ?** » Laissez venir toutes les réponses sous forme de mots, d'images, d'odeurs, de saveurs ou d'impressions corporelles.

7. Maintenant, demandez-vous : « **Quelle partie de ma vie est concernée ? Intime, relationnelle, familiale, professionnelle ?...** » Laissez venir toutes les réponses sous forme de mots, d'images, d'odeurs, de saveurs ou d'impressions corporelles.

8. Puis : « **Quelle période de ma vie est concernée ? Adulte, jeune adulte, adolescence, préadolescence, enfance, nourrisson, vie intra-utérine, antérieure ?** »

9. « **J'avais quel âge à ce moment-là ?** » Laissez venir un chiffre de cette période.

10. « **Qu'est-ce qui a déclenché cela ?** » À nouveau, laissez venir sans effort toutes les réponses, sous quelque forme que ce soit. « Je me laisse revisiter ce moment comme si je regardais un film au cinéma. Je regarde les acteurs, les habits. »

11. « **Qu'est-ce qui a déclenché cela en moi ?** » « **Je repère le moment exact ou ce quelque chose m'a déplu, m'a fait mal ou m'a menacé.** »

12. « Que faudrait-il que je change dans cette situation pour la transformer en moment agréable ? »

13. « Que se passe-t-il en moi dans ce changement ? À l'intérieur de moi, dans mes émotions ou mon ressenti ? »

14. S'associer, vivre de l'intérieur ce changement en intensifiant les sensations agréables.

Même s'il vous arrive de ne pas pouvoir changer quelque chose, ne vous en faites pas, il sera nécessaire de le refaire plusieurs fois.

Si vous êtes arrivé à changer votre ressenti, vous pouvez travailler sur d'autres mots.

Remarque

Il est nécessaire de pratiquer ce protocole plusieurs fois, et éventuellement sur des mots différents. Progressivement, un même événement peut commencer à apparaître et à se répéter.

Variante par l'écriture

Si j'ai des difficultés à visualiser, je fais l'exercice en écrivant le nom du symptôme sur une feuille au lieu de le visualiser.

┌───┐
Protocole Dormeur N° 3
Les quatre guérisseurs
└───┘

➤ Niveau de difficulté : hamac

➤ Appartenance : visualisation, relaxation

➤ Indications : problèmes organiques

➤ Contre-indications : douleurs excessives, troubles mentaux importants, impossibilité de visualiser

➤ Objectif : augmenter sa conscience organique, modifier certains ressentis organiques

➤ Conditions de réalisation : seul(e) ou avec un thérapeute

➤ Temps nécessaire : 30 minutes

➤ Matériel : aucun

DORMEUR

Introduction

Chaque personnage proposé est une métaphore ou un symbole nous aidant à concrétiser notre ressenti et le faire évoluer.

Ce protocole fonctionne bien à condition que vous soyez à l'aise avec la visualisation. Si ce n'est pas le cas, cela vous demandera simplement un peu d'entraînement.

Vous pouvez également enregistrer les étapes pour ensuite n'avoir plus qu'à écouter votre voix.

Étapes du protocole

Choisissez une position confortable. Fermez les yeux. Prenez conscience des différents points d'appui de votre corps. Puis respirez profondément en vous laissant soupirer à chaque expiration. À chaque expiration, vous vous détendez davantage, tout en gardant assez de tonus pour être à l'écoute de vous-même. Si vous vous endormez, une partie de vous va enregistrer ces informations.

Vous descendez de plus en plus profondément dans la conscience de votre corps. Observez de l'intérieur la totalité de votre corps. Quelle partie de votre corps avez-vous envie d'améliorer, de guérir ou d'optimiser ? Passez votre corps en revue, soyez attentif en ayant pour intention de découvrir une zone corporelle importante pour vous et que vous souhaitez améliorer.

« Je vais maintenant entrer dans cette partie de mon corps que j'ai envie de traiter. J'entre dans cette partie. Je me mets à l'intérieur, au centre de cette partie.

Je fais appel à un **sculpteur** qui a la capacité d'utiliser tous les outils utiles à sa sculpture : outil coupant, chauffant, outils nécessaires à la modification de la structure de cette partie... Je le laisse travailler en moi avec des outils performants et utiles à cette guérison. Il a peut-être besoin d'une équipe ou d'autres choses... Lorsque je sens que cette sculpture s'achève, je regarde le travail réalisé.

Puis je fais appel au **joaillier** qui va travailler plus finement avec des outils plus précis. Par exemple, les pierres précieuses vont permettre le rayonnement... Je laisse travailler ce **joaillier** à l'intérieur de moi. Je prends du recul, je regarde le magnifique travail effectué pour cette partie.

Puis je fais appel au **chef d'orchestre** pour harmoniser cette partie avec le reste de mon corps. Je laisse travailler ce chef d'orchestre à l'intérieur de moi pour qu'il harmonise et permette l'intégration en totalité.

Selon mes croyances, je me mets en contact avec **un être de lumière**, Jésus, Bouddha, un ange, une lumière, la supra-conscience... Je choisis ce qui me correspond et lui demande de m'aider à harmoniser l'intérieur ainsi que l'espace énergétique autour de mon corps.

Remarque
Si ce travail a été fait en profondeur, accordez-vous toujours un temps d'intégration et de détente.

LES QUATRE RÉALITES BIOLOGIQUES

Introduction

À chaque instant, notre vie veut satisfaire quatre réalités : survie archaïque, protection, valorisations et organisation de notre vie sociale.

Notre cerveau est divisé en quatre parties fonctionnelles dont chacune s'occupe d'une de ces quatre réalités :

- tronc cérébral : survie,

- cervelet : protection,

- partie centrale des deux hémisphères cérébraux : valorisations,

- périphérie des deux hémisphères cérébraux : vie sociale.

Chaque zone cérébrale a sous sa gouverne un ensemble d'organes qui assurent un rôle précis.

Les organes placés sous la commande du tronc cérébral (poumon, foie...) s'occupent de notre survie (respiratoire, digestive...).

Les organes commandés par le cervelet (derme, péricarde...) s'occupent de notre protection (du corps, du cœur...).

Les organes reliés au centre des hémisphères (os, muscle...) s'occupent de nos valorisations (dans la structure, dans la puissance...).

Les organes en lien avec le cortex (vagin, vessie...) s'occupent de notre vie sociale (sexuel, territoire...).

En conséquence :

Le premier étage assure les fonctions : *archaïques.*

Le deuxième étage assure les fonctions de *protection.*

Le troisième étage assure les fonctions de *valorisations.*

Le quatrième étage assure les fonctions de vie *sociale.*

Dès que vous avez pris connaissance *intellectuellement* de la réalité des quatre étages biologiques qui constituent l'être vivant et dont la totalité nous constitue « Nous » comme êtres autonomes, il est nécessaire d'explorer *de l'intérieur,* dans le ressenti, ces différents étages, c'est-à-dire leurs sensibilités biologiques.

DORMEUR

Ainsi, ces protocoles auront une portée pédagogique pour les stagiaires et les futurs thérapeutes, ainsi qu'une portée diagnostic et traitement. Grâce à ces explorations intérieures, nous allons pouvoir poser de la conscience, sur chaque organe en même temps que sur l'état émotionnel et énergétique associé à celui-ci. En cas de faiblesse ou de défaillance, une émotion apparaîtra.

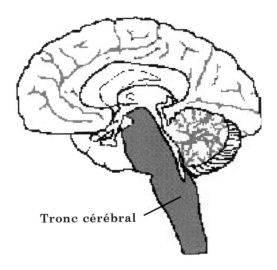

Tronc cérébral

DORMEUR

Premier étage
Protocole Dormeur N° 4
Respiration dans les organes

➤ Niveau de difficulté : planche à clous

➤ Indications : curiosité, développement personnel.

➤ Contre-indications : maladie grave et patient angoissé.

➤ Objectif : pédagogique et diagnostique

➤ Condition de réalisation : à 2 ; avoir une carte des relais biologiques du cerveau

➤ Préparation : il est nécessaire de connaître un minimum l'anatomie et le décodage biologique à travers les séminaires ou la lecture approfondie des ouvrages de Hervé et Mireille Scala, Giorgio Membretti, Patrick Obissier, Dr Guiné, Salomon Sellam et Christian Flèche

➤ Temps nécessaire : 30 à 40 minutes

➤ Matériel : planches anatomiques, schémas de Bio-décodage

Pour vous aider à entrer dans cet exercice, vous pouvez relire tout ce qui concerne le premier étage expliqué dans les ouvrages de Décodage Biologique cités en bibliographie.

Organes reliés au premier étage :

Amygdale – bouche (sous-muqueuse) – œsophage (dernier tiers) – estomac (grande courbure) – duodénum – intestin grêle – appendice – colon – cæcum – sigmoïde – sous-muqueuse du tractus digestif – épiploon – oreille moyenne – trompe d'Eustache – glandes lacrymales – végétations – glandes salivaires – pharynx – pancréas – foie – vessie – canaux collecteurs du rein – prostate – gonades – utérus (corps) – placenta – trompes de Fallope – poumons (alvéoles) – hypophyse – glande thyroïde – parathyroïdes – thymus.

Vous allez visualisez tous ces organes, pour en avoir une représentation mentale. Mais vous pouvez également chercher des planches anatomiques du corps humain pour en avoir une vision encore plus nette. Le cerveau gauche est la partie rationnelle, intellectuelle, précise et logique. Avec cet exercice, vous allez voyager du cerveau gauche au cerveau droit.

Première partie du protocole

1) Vous vous installez confortablement. Vous vous laissez conduire.

Vous fermez les yeux. Vous détendez votre mâchoire. Vous sentez vos mains confortablement posées.

2) Laissez-vous soupirer profondément. Inspirez et expirez par la bouche, cela vous aide à vous placer dans votre ressenti. (Respirer par le nez vous met dans un système de contrôle, respirer par la bouche vous fait travailler sur votre ressenti.) Utilisez votre respiration pour descendre à l'intérieur de votre corps. Prenez votre temps et contactez votre ressenti. Laissez progressivement votre respiration s'amplifier jusqu'à la sentir complète. Inspirez/expirez plusieurs fois amplement puis laissez votre respiration se faire librement comme elle en a envie.

Tout au long de cet exercice, votre respiration sera votre repère.

3) Vous posez maintenant votre attention sur la base de votre cerveau, simplement au niveau de la perception de votre tronc cérébral.

« Je regarde mon tronc cérébral de l'intérieur. Et je me laisse le regarder comme il est, sans jugement, sans peur, très naturellement. Puis je vais me mettre en contact avec tous les organes reliés à ce tronc cérébral. Je laisse venir mes perceptions de mes organes dans leur fonction fondamentale, archaïque, essentielle.

4) Je commence mon voyage par les amygdales – bouche (sous muqueuse) – œsophage (dernier tiers) – estomac (grande courbure) – duodénum – intestin grêle – appendice – colon – cæcum – sigmoïde – sous muqueuse du tractus digestif – épiploon – oreille moyenne – trompe d'Eustache – glandes lacrymales – végétations – glandes salivaires parotides, sublinguales – pharynx – pancréas – foie – vessie – canaux collecteurs du rein – gonades – prostate ou utérus (corps) – trompes de Fallope – poumons (alvéoles) – hypophyse – glande thyroïde – parathyroïdes – thymus. »

Vous venez de faire un tour d'horizon dans votre propre ressenti de vos organes reliés au tronc cérébral.

Deuxième partie du protocole

1) Dans cette 2ᵉ partie, vous allez vous laisser attirer par un organe en particulier. Ou une sensation dans un organe. Vous observez cette sensation dans cet organe. Comment vous apparaît il ? La couleur. L'intensité de couleur. La forme. La pression à l'intérieur. Quels autres détails pourriez-vous trouver ? La largeur. La hauteur. Le poids. La densité. Laissez-vous simplement guider par votre ressenti. Entrez vraiment à l'intérieur de votre sensation.

2) Quand vous vous sentez au centre de ce ressenti, de cette sensation, vous vous laissez respirer à l'intérieur de ce ressenti. Vous mettez simplement votre respiration.

3) Observez, de l'intérieur, les changements de votre ressenti.

4) Si vous vous sentez au cœur de quelque chose, acceptez-le sans mettre de force.

5) Vous définissez tous les détails de votre ressenti. La forme, la couleur, la densité, la pression. Vous apprenez juste à être face à votre ressenti tel qu'il est, à vivre avec.

6) Vous respirez à l'intérieur de cet organe, dans chacune de ses parties. Vous respirez à l'intérieur de vos ressentis. Vous mettez du mouvement dans cet espace.

7) Si vous le désirez, vous pouvez aller dans un autre organe ou lieu corporel ; et à nouveau, vous repérez votre ressenti par rapport à ce nouvel endroit du corps.

Récapitulatif

- Respirez par la bouche, posture décontractée. Laissez monter la respiration jusqu'à ce qu'elle devienne complète, ample pendant 3, 4, 5 respirations. Ensuite laissez faire.

- Visualisez le tronc cérébral. C'est une 1re visualisation, généraliste.

- Visualiser chaque organe, lentement.

- Par quel organe vous sentez-vous attiré ?

- Vous observez tous les détails de votre ressenti. La forme, la couleur, la densité, la pression de l'émotion que vous pouvez ressentir. Vous apprenez à être face à votre ressenti tel qu'il est.

- Vous respirez à l'intérieur de ce ressenti

Commentaires

• *La compétence c'est toujours le souci du détail*

Plus vous travaillez dans le détail de votre ressenti, plus vous entrez dans votre ressenti.

Si vous êtes trop extérieur et déconnecté, vous aurez du mal à faire bouger des choses dans votre ressenti. C'est comme si vous étiez un expert en bâtiment qui se promène dans un appartement. Il va pouvoir dire : « Là, il y a de l'humidité qui arrive par tel endroit ». Il va avoir le souci des détails. La compétence, c'est toujours le souci du détail. Si vous voulez aller loin dans votre ressenti, vous devez augmenter en détails.

• *La respiration amène du mouvement sur une sidération*

Une fois que vous êtes au centre de ce ressenti, que vous sentez qu'il n'y a plus d'autres détails à explorer, vous installez votre respiration sur un espace de votre corps qui a été en sidération.

On pense, on parle, on vit avec nos organes.

Il y a des sidérations que l'on peut percevoir dans l'un de nos organes. En y incluant la respiration, on fait bouger, on amène du mouvement à l'intérieur de quelque chose de figé. Cela transforme le ressenti. Au lieu de mettre la respiration, vous pouvez imaginer de la lumière qui entre à l'intérieur.

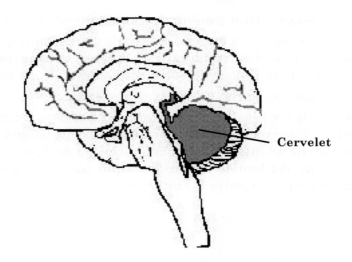

Cervelet

Deuxième étage
Protocole Dormeur N° 5
Rassurer et nettoyer ses enveloppes

➤ Niveau de difficulté : tabouret

➤ Indications : curiosité, développement personnel

➤ Contre-indications : maladie grave, patient angoissé

➤ Objectif : pédagogique et diagnostique

➤ Condition de réalisation : à 2 ; avoir une carte des relais biologiques du cerveau

➤ Préparation : il est nécessaire de connaître un minimum l'anatomie du corps humain et le décodage biologique à travers les séminaires, ou par la lecture approfondie des ouvrages de Hervé Scala, Giorgio Membretti, Patrick Obissier, Dr Guiné, Salomon Sellam et Christian Flèche

➤ Temps nécessaire : 30 minutes environ

➤ Matériel : planches anatomiques, schémas de Décodage biologique

Cet exercice va nous permettre à la fois d'intégrer toutes les données sur le cervelet, et de nous faire découvrir un autre modèle de travail. Pour faciliter cet exercice, vous pouvez relire ce qui concerne le deuxième étage de la biologie.

Organes reliés au second étage :

Méninges – seins (glande) – péricarde – plèvre – péritoine – bourses ou grandes lèvres – trompes d'Eustache – derme – aponévrose – gaine de myéline.

Protocole : première partie

1) Vous vous mettez à l'aise. Vous fermez les yeux. Vous relâchez bien la mâchoire.

2) Vous vous mettez en contact avec votre respiration. Vous vous laissez respirer par la bouche pour vous mettre dans votre ressenti. Puis, progressivement, vous augmentez votre respiration jusqu'à ce qu'elle devienne complète. Vous la maintenez complète durant cinq cycles. À chaque respiration complète, vous sentez que vous descendez dans votre ressenti et que vous vous détendez un peu plus profondément – tout en maintenant une certaine conscience de l'extérieur.

3) Vous visualisez votre cervelet et ses deux lobes, à droite et à gauche, à la base du cerveau. Vous laissez promener votre attention à l'intérieur de ces deux lobes. « Je les observe. Je les regarde. Je les perçois. Je les ressens. »

4) Vous allez visualiser chacune des enveloppes suivantes. Vous allez, à chaque fois, les imaginer un peu comme un sac. Puis je vous inviterai à regarder la texture de chacune de ces enveloppes. Comment, instinctivement, dans votre ressenti, ces enveloppes vous apparaissent ?

Je vous invite à regarder :

L'enveloppe de votre cerveau, qui s'appelle les méninges.

... pause ...

L'enveloppe de ceux que l'on souhaite protéger : les glandes mammaires.

... pause ...

L'enveloppe du cœur : le péricarde.

... pause ...

L'enveloppe des poumons : la plèvre.

... pause ...

L'enveloppe du ventre : le péritoine.

... pause ...

L'enveloppe au niveau des bourses pour les hommes ; les grandes lèvres pour les femmes.

... pause ...

L'enveloppe au niveau de la trompe d'Eustache, dans les oreilles.

... pause ...

L'enveloppe du corps : le derme, il est sous l'épiderme.

... pause ...

Les enveloppes des muscles, au niveau des aponévroses.

... pause ...

Les enveloppes autour des nerfs : les gaines de myéline.

... pause ...

Dans cette 1re partie, vous avez eu une vue générale des différentes enveloppes.

Seconde partie du protocole

1) Je vous invite à travailler sur une enveloppe en particulier. Celle qui vous vient spontanément à l'esprit ou que vous décidez de choisir.

2) Vous allez imaginer que vous posez cette enveloppe devant vous. Vous la regardez sous tous ses aspects, comme si vous regardiez un objet. Vous observez les différences de couleur, de forme.

3) Vous allez améliorer cette enveloppe. Si vous sentez le besoin de la nettoyer, vous la nettoyez. Si elle vous paraît trop dure ou trop sombre, etc., vous imaginez ce qui serait le plus utile pour qu'elle vous plaise : un pinceau, ou un laser, ou un plumeau, ou un souffle, ou une lumière, ou un son, etc. Vous pouvez aussi la buriner avec un marteau. Vous vous laissez la réorganiser selon votre intuition. Jusqu'à ce que vous ayez un sentiment de bien-être, de travail accompli à l'intérieur de vous.

4) Lorsque vous vous sentez satisfait de votre travail, vous remettez cette enveloppe à sa place. Vous reconnectez cette enveloppe avec les autres, en permettant la réorganisation des autres enveloppes reliées à cette enveloppe renouvelée et remise en place. **Et vous permettez une bonne communication entre cette enveloppe et les autres**. Car maintenant qu'elle est toute neuve, toute propre, elle pourrait être en conflit avec d'autres enveloppes.

5) Avant d'ouvrir les yeux, sachez que vous pourrez reprendre cet exercice, et le continuer à un autre moment, quand vous le désirerez.

Lorsque vous sentez que tout est remis dans l'ordre, vous devenez conscient de vos points d'appui, vos pieds sur le sol, vos fesses sur la chaise. Vous retrouvez l'espace autour de vous. Vous pouvez vous étirer, bouger.

Récapitulatif

• Première partie
1) Détente
2) Respirations, grandes respirations par la bouche
3) Visualisation du cervelet
4) Visualisation de toutes les enveloppes

• Seconde partie
1) 2e passage : on choisit une enveloppe.
2) On la pose à l'extérieur.
3) On la travaille jusqu'à ce que l'on se sente bien.
4) On la replace. On la remet en communication avec toutes les autres enveloppes.
5) Reprise de contact avec l'environnement.

DORMEUR

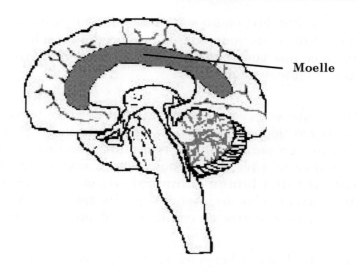

Moelle

Troisième étage :
Protocole Dormeur N°6
Trouver ses valeurs

➤ Niveau de difficulté : tabouret

➤ Indications : développement personnel

➤ Contre-indications : maladie grave et patient angoissé

➤ Objectif : amener des ressources à une zone psycho-émotionnelle de notre corps

➤ Condition de réalisation : à 2

➤ Préparation : il est nécessaire de connaître un minimum l'anatomie et le bio décodage à travers les séminaires, ou des lectures

➤ Temps nécessaire : 30 minutes

➤ Matériel : avoir ses deux mains

Introduction

Ici, nous avons affaire à un étage très important par le volume et la fréquence. En effet, la plus grande partie de notre corps est constituée de cellules issues de ce troisième étage. Les cellules constituent le tissu conjonctif qui concerne tous les organes suivants :

Organes reliés au troisième étage :

Tissu conjonctif ; graisse – cartilage – tendons – muscles striés – artères – veines – ganglions – os – rate – plaquettes – globules rouges – globules blancs – dents (dentine) – reins – corticosurrénales – gonades (zone interstitielle)

Cet étage a son relais cérébral situé dans les deux hémisphères cérébraux sous le cortex. Il concerne la réponse à la question suivante : « *Est-ce que cela a de l'importance, de la valeur pour moi, biologiquement parlant ?* » Si la réponse est oui, la chose existe ; si la réponse est non, la chose disparaît. Cela est évident de manière concrète lorsque nous évoluons année après année. Ce qui a de la valeur à six mois n'en a plus à un an ; ce qui avait de la valeur dans notre histoire à cinq ans n'en a plus à dix ans. Ainsi nous passons d'un jouet à l'autre, d'une activité à l'autre. Ce qui nous manquait et nous faisait pleurer quand nous avions deux ans, comme la présence rassurante de maman, son odeur, peut ensuite nous agacer quand nous en avons dix-huit. Ce qui nous remplissait de joie quand nous avions trois ou quatre ans, à savoir de jouer à la poupée, ou aux petits soldats, quelque temps plus tard nous agace et nous ennuie, et nous nous demandons comment cela était possible que nous nous passionnions pour telle ou telle chose. Ainsi, ce qui a de la valeur à un moment donné n'en a plus le lendemain. Ce qui a eu de la valeur pour nos grands-parents, n'en a plus eu pour nos parents, qui eux donnèrent de la valeur à ce que nous évaluons comme désuet.

Dans notre corps, cela correspond au tissu conjonctif ; ce tissu nous constitue dans un très grand pourcentage.

Le squelette, par exemple, a un fonctionnement très instructif : des cellules, les ostéoblastes le construisent sans cesse ; d'autres, les ostéoclastes, le détruisent sans cesse. De notre naissance jusqu'à notre mort, notre squelette se crée et se détruit sans fin au gré des besoins et des nécessités.

Exemple

Un astronaute en apesanteur n'a plus besoin de squelette. Ce dernier se décalcifie. Ses muscles et d'autres parties de son corps non sollicitées, inutiles biologiquement parlant, s'atrophient.

Ce qui n'a plus d'utilité disparaît, comme les pattes de ce mammifère que nous appelons le dauphin. Ainsi, dévalorisation n'est pas à entendre sous son sens psychologique mais dans sa portée biologique : la chose n'a plus de valeur, d'utilité, de sens, de raison d'être, donc elle disparaît ! Adieu le petit vélo, il est mis au rebut puis à la poubelle ; bonjour la mobylette. Adieu papa, bonjour les copains ; adieu maman, bonjour les copines. Notre squelette va toujours se calcifier là où il est sollicité donc utile, a de la valeur, du sens. Il en est de même pour nos muscles et pour toute autre partie de notre corps, comme les dents qui sont moins sollicitées qu'hier chez le chien-loup ; son repas est devenu mou, donc ses dents font des caries et parfois, tombent spontanément.

Étapes du protocole

Vous vous détendez. Vous observez votre respiration. Vous relâchez la mâchoire. Vous inspirez et expirez par la bouche. Bâillez si vous en avez envie. Progressivement vous vous laissez respirer d'une respiration plus ample. Faites quelques grandes respirations.

1) Visualiser un paysage-ressource
Vous vous remémorez un moment particulièrement agréable durant lequel vous étiez en train d'être en contact avec vos valeurs et votre identité ; c'est par exemple un paysage magnifique dans lequel vous vous êtes senti détendu. Vous ressentez à nouveau l'ambiance agréable de cet endroit de rêve. Vous êtes installé confortablement. Vous ressentez ce paysage avec toutes vos sensations, au niveau des yeux, des oreilles, du nez, de la peau. Vous cherchez le centre de votre bien-être dans votre corps. Une fois trouvé, vous posez une main dessus.

Vous sortez de ce paysage. Remuez librement vos deux mains. Et vous respirez à nouveau profondément.

2) Ressentir les structures
Vous ressentez l'écoulement du sang à l'intérieur du corps : pulsation, chaleur, mouvement. Ensuite, du sommet de votre crâne jusqu'aux orteils, vous ressentez toutes vos structures osseuses, musculaires, ligamentaires et tendineuses. (Si nécessaire un accompagnateur énumère les zones.)

3) Sur quelle partie travailler ?

Vous allez maintenant vous laisser ressentir sur quel tissu (os, muscle, sang, graisse, ligaments, tendons) et sur quelle partie du corps (tête, cou, thorax, bras, avant-bras, mains, abdomen, bassin, cuisses, jambes, pieds) vous avez envie de mettre de l'attention. Lorsque vous avez trouvé cette zone, vous posez très lentement votre autre main dessus.

4) Laisser revenir l'image du paysage agréable

Vous laissez venir toutes vos sensations issues de la visualisation du paysage de la 1re partie jusqu'à ce que vous ressentiez un bien-être, vous posez la main ressource.

Puis vous posez la seconde main sur la zone du corps, d'abord à travailler.

Ensuite, vous visualisez les éléments du paysage positif ; voyagez de la zone ressource à la zone problème en rayonnant, pulsant, réchauffant les tissus, les structures, comme venant d'un cœur, d'un soleil par exemple.

Une fois que vous êtes à l'aise avec ce protocole, vous continuez à aller d'une partie à l'autre, jusqu'à ce que vous sentiez que la totalité de votre système conjonctif est remplie par ce paysage et ce bien-être.

5) Reprise de contact avec la réalité

Puis vous reprenez contact avec votre environnement, la chaise, le sol... Vous vous étirez, vous bâillez, vous bougez.

DORMEUR

Troisième étage :
Protocole Dormeur N° 7
Croyance et contre-croyance

➤ Niveau de difficulté : planche à clous

➤ Indications : développement personnel

➤ Contre-indications : maladie grave et patient angoissé

➤ Objectif : diagnostic, transformation

➤ Condition de réalisation : à 2

➤ Préparation : il est nécessaire de connaître un minimum l'anatomie et le Bio décodage

➤ Temps nécessaire : 30 minutes

➤ Matériel : papier, crayon

Cet exercice se fait par deux et a pour exigence de devoir se mettre en scène, en s'impliquant suffisamment pour faire bouger des choses.

1) Vous déterminez vos mots-clés par rapport au troisième étage : « **dévalorisé, nul, bon à rien, inutile, moins que rien, dévalué, impuissant, incapable, inapte, incompétent, maladroit, malhabile, ignorant, moyen, médiocre, décrié, déprécié, personne, rien, zéro, superflu**... »

2) Vous trouvez un domaine d'investigation, par exemple : le travail, la famille, l'école, le quartier, le couple.

3) Vous trouvez un moment précis où a été expérimenté ce mot.

4) Une fois le moment précis trouvé, vous vous laissez répondre à ces questions :
-   Quelle est la position de mon corps ?
-   Comment est ma respiration ?
-   Que suis-je en train de faire ?
-   Je pense à ... ?

- Dans quelle émotion suis-je ?
- Quel sens, à cet instant, quelle opinion avez-vous ?

   . sur vous :

   . sur l'autre (la relation) :

   . sur la vie :

   . sur le monde :

   ...

- Quelle décision prenez-vous ?

   . vous concernant :

   . concernant les autres :

   . concernant le monde :

   ...

5) Se poser ces questions jusqu'à apparition d'une **croyance répétitive**. L'écrire sur une feuille de papier : A.

6) Écrivez toutes vos réponses sur votre journal de bord.

7) Une fois que le sujet a exprimé tous les ressentis, les croyances (l'opinion, le sens, la considération), faire définir la **croyance inverse**, **la contre-croyance**. Il s'agit de l'opposé exact de cette croyance répétitive, et cela du point de vue du sujet.

Attention, ne cherchez pas une logique littéraire ou grammaticale, mais dans le ressenti, l'intuition, **'la logique interne au sujet'**.

8) Écrire la contre-croyance sur une feuille de papier : B.

9) Puis posez ces deux feuilles, A et B, au sol, à moins d'un mètre l'une de l'autre, dans deux espaces différents, que vous avez choisis intuitivement.

10) Regardez de loin ces deux feuilles, A et B, jusqu'à ce qu'une nouvelle expérience « *au-delà* » apparaisse.

11) Mettez deux pieds sur la feuille A, puis les deux pieds sur la feuille B. Ressentez les différences. Exprimez-les. Alternez jusqu'à ce que toutes les informations soient sorties de vous.

12) Posez un pied sur chaque feuille. Quelle est votre expérience ? Lorsque vous repensez à la croyance du point 5, que se passe-t-il ?

Remarque

Si d'autre croyances limitantes apparaissent, reprenez le protocole à partir du point 1.

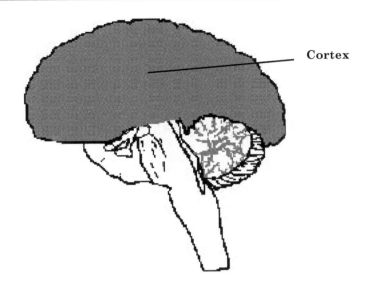

Cortex

Quatrième étage
Protocole Dormeur N° 8
Aimer ses organes

Dans l'évolution du vivant, suite au trois précédents étages, apparaît une nouvelle réalité : « L'autre existe et je peux entrer en communication avec lui et il peut entrer en communication avec moi. Et cela peut être bon pour lui comme pour moi. »

➤ Niveau de difficulté : planche à clous

➤ Indications : développement personnel

➤ Contre-indications : maladie grave et patient angoissé

➤ Objectif : diagnostic, transformation

➤ Condition de réalisation : à 2, avoir une représentation forte de ce qu'est l'amour ; pour cela utiliser par exemple les protocoles de Joyeux, de Simplet (N° 6 et 7)

➤ Préparation : il est nécessaire de connaître un minimum l'anatomie et le bio décodage

➤ Temps nécessaire : 1 heure environ

➤ Matériel : amour, planches anatomiques (cf. bibliographie)

DORMEUR

Je vous propose de vous détendre. Vous pouvez bâiller, respirer, relâcher votre mâchoire. Progressivement, vous prenez de grandes respirations.

S'identifier... aux ganglions nobles, caresser son cou

1. Je vous invite à devenir les ganglions de votre cou. En toute confiance sentez leur présence qui vient de l'oreille droite et de l'oreille gauche. Ces ganglions, ces canaux lymphatiques qui longent le cou, l'œsophage, descendent dans le thorax. Ils sont là pour s'occuper à la perfection de tous ces organes nobles : cerveau, cœur, poumons. Ils sont là pour les protéger de tous les corps étrangers, de toute agression.

Ces ganglions vont être sollicités lorsqu'arrive le conflit suivant : « Je ne fais pas confiance à mon corps. Il peut me lâcher ». Pourtant mon corps est là, donc des organes sont en bonne santé, je suis en sécurité, je suis vivant. Mais parfois, certaines personnes se méfient de leur propre corps car il est malade. Il peut être séropositif, avoir un cancer ou autre chose.

C'est un conflit très important car ce corps doit m'assurer la santé et il me permet de m'incarner, de marcher, de respirer, de digérer... Dans ce conflit, mon corps, mon ami, devient mon ennemi. Il devient hostile. Car on lui a trouvé une maladie ou un défaut. Et à cause de lui, ma tête, mon esprit, mon ego, peuvent disparaître.

Prenez le temps de ressentir de l'intérieur ce que cela peut vouloir dire dans votre vie.

2. Vous entrez en relation avec vous, en touchant et caressant avec autant **d'amour** que possible votre cou, votre thorax, afin de diffuser, d'envoyer tout l'amour possible à vos ganglions, et à vos vaisseaux lymphatiques...

3. Vous reprenez contact avec ce qui vous entoure. Développez la sensation de votre corps et de tout ce qui l'environne. Vous pouvez ouvrir les yeux. Et puis nous repartons en voyage.

S'identifier... aux bronches, caresser son thorax

1. Je vous propose d'utiliser la liberté d'être en contact et de devenir vos bronches. Ces tuyaux qui mènent l'air jusqu'aux poumons ; puis des poumons vers l'extérieur. Vous êtes capable de sentir l'air qui circule en vous grâce à vos bronches. Vous devenez les bronches qui permettent de faire entrer en vous de l'espace. Un espace que vous choisissez, qui devient votre espace intérieur, qui est votre espace de liberté, de sécurité. Et l'espace – pour l'être humain, comme pour l'animal – est très important. C'est son garage, son atelier, ou son appartement, son travail, son environnement : espace de liberté, de sécurité qui me fait vivre et dans lequel je suis bien.

La femme, les enfants font partie de l'espace. Et tout ce qu'il y a à l'intérieur de la maison. Que l'on soit un cerf ou un taureau, nous avons un espace. Bien sûr, un autre cerf peut me prendre mon espace, « pomper » mon air. Il veut dérober cela. Il menace mon territoire. Et ce sont mes bronches qui réagissent pour défendre mon espace. Ce sont mes bronches qui se dilatent pour faire entrer plus d'air à l'intérieur, afin d'oxygéner davantage mon corps, afin d'apporter davantage d'espace, de vie pour pouvoir me battre et garder mon territoire menacé.

Vous prenez vraiment le temps de ressentir, dans vos vies, tout ce que cela a comme résonance.

2. Vous contactez vos bronches en posant vos mains sur votre thorax afin de communiquer avec amour avec elles.

3. Vous reprenez contact avec votre environnement. Vous respirez amplement. Et nous repartons en voyage.

S'identifier... aux artères coronaires, caresser son cœur

1. Vous pouvez, si vous le souhaitez, devenir vos artères coronaires. Elles ressemblent à des racines autour de votre cœur, des branches, des lianes, des tuyaux. Ces artères coronaires, autour de votre cœur, sont bienveillantes, nourricières. À chaque instant, elles apportent du sang pour nourrir et oxygéner ce cœur qui fonctionne sans arrêt. En permanence, mon cœur reçoit et renvoie le sang dans toutes les parties du corps, comme par exemple dans les muscles. Et spécialement, lorsqu'il doit se battre pour défendre le territoire. Elles vont alors se creuser afin de laisser davantage de sang circuler dans l'artère coronaire. Ainsi, davantage d'oxygène arrive à votre cœur. Et ainsi, votre cœur va battre encore plus rapidement, avec plus d'efficacité, avec plus de vitalité. Et ainsi, tout votre corps, et vos muscles reçoivent davantage d'oxygène puisque le cœur fonctionne davantage.

Et c'est l'histoire de ce lion qui se bat pour défendre son territoire car il perçoit le danger de perdre son territoire et tout ce qu'il contient. Pour le lion, c'est perdre les lionnes et le gibier. Pour l'homme, c'est perdre son travail, ou sa maison, ou sa famille, ou son pays. Ce qu'il considère, lui, comme son territoire. Il veut défendre cela et se battre pour cela.

Mon cœur bat pour que je me batte mieux.

Vous voyagez dans votre vie, pour accueillir tout ce qui ressemble à cela, afin de le revivre calmement en étant vos artères coronaires, indispensables.

2. Vous posez vos deux mains sur votre cœur avec passion afin de lui offrir toute la chaleur dont vous êtes capable.

3. Vous reprenez contact avec ce qui vous entoure. Vous respirez profondément. Et nous repartons à nouveau en voyage.

S'identifier à... petite courbure de l'estomac, duodénum, voies biliaires, canaux pancréatiques, caresser son ventre

1. Vous allez découvrir une autre partie de votre corps physique et de votre corps émotionnel, biologique. Une partie de l'estomac – la petite courbure – et ce qui vient après – le duodénum. C'est-à-dire le début de l'intestin grêle. Votre esprit s'oriente également vers tous les canaux qu'il y a à l'intérieur du foie. Ce que l'on appelle les voies biliaires et la vésicule biliaire. Et puis vers tous les canaux du pancréas, tous ces canaux qui vont s'évacuer dans le duodénum, dans l'intestin. Vous devenez – à votre rythme, à votre vitesse – toute cette partie de votre appareil digestif. Cette partie qui est là pour accueillir de bonnes choses nécessaires à la vie. De bonnes choses qui viennent de la terre. Que ce soit des fruits ou tant d'autres choses. Vous êtes cette partie de l'estomac, le duodénum, les voies biliaires, la vésicule, les voies pancréatiques. Vous êtes cette partie de votre appareil digestif qui est là pour transformer tout ce qui vient de la terre nourricière. Et vous êtes là aussi, pour transformer tout ce qu'il y a de plus difficile à transformer ; tout ce qu'il y a de plus gras, de plus indigeste, de plus épais. C'est important de transformer.

La vie n'est pas une sucette à la fraise ni un morceau de pain. Il y a des choses moins faciles à digérer que l'amour, le sucre et la douceur. Il y a des choses plus épaisses, plus grasses, plus dures à accepter, à comprendre. Bien sûr, vous savez très bien, inconsciemment, combien vous êtes capables de traverser cette expérience. Et de digérer l'indigeste aussi. Car cela arrive dans nos vies d'être comme un chat que l'on a trempé dans une baignoire. Cela peut susciter une forme de colère, d'injustice, de rancœur. Un chat n'aime pas l'eau. De quel droit va-t-on le tremper dans une baignoire ? Au nom de quoi m'a-t-on fait ceci ou cela ? Ce n'est pas juste ! Alors, les voies biliaires vont se creuser pour faire passer plus de bile. Les voies du pancréas vont se creuser pour faire passer plus de suc digestif. La petite courbure de l'estomac va faire un ulcère et se creuser. Le duodénum va aussi se creuser et faire un ulcère. Tout cela afin de faire de la place.

Nous connaissons, à un moment ou à un autre de notre vie, l'expérience de colère, de contrariété dans le territoire – quelqu'un que je suis obligé de rencontrer et que je ne veux pas rencontrer ; quelque chose que je dois manger et que je ne veux pas manger. Un collègue que je dois côtoyer et que je ne veux pas côtoyer, et pourtant je vais le côtoyer. Alors mon estomac se creuse car je suis obligé de rencontrer celui que je ne voulais pas rencontrer. Et si la colère, la rancœur sont là, les voies biliaires se creusent. Et si cela est lié à l'héritage, la famille, c'est mon pancréas, les canaux du pancréas qui se creusent. Si c'est quelqu'un que je ne peux pas encadrer, c'est le duodénum qui va se creuser et faire un ulcère.

Votre inconscient retrouve une expérience qui a du sens pour vous, qui vous permettra de pouvoir aider celles et ceux que vous allez rencontrer et qui ont des affections des voies biliaires, du duodénum, de l'estomac.

2. Vous posez maintenant une main vers l'estomac, une main vers le foie, le pancréas. Vos deux mains se déplacent avec la tendresse et l'acceptation que vous offrez à vos organes dans cette belle relation.

3. Puis vous retrouvez vos points d'appui. Et à nouveau, nous allons reprendre le voyage.

S'identifier à... vessie, uretères, calices, bassinets, caresser le bas de son dos et de son ventre

1. Maintenant, je vous propose de devenir les bassinets, les calices, les uretères. Ces conduits descendent des reins et mènent l'urine jusqu'à la vessie. La vessie est comme un sac, une outre, une poche ; comme un réservoir à urine. Elle va se dilater et contenir toute cette urine. Cela est très commode pour marquer de son odeur les limites de son territoire. Comme une bouteille de parfum que je tiendrais pour déverser quelques gouttes autour de la maison. Pour indiquer les limites de ma propriété. Pour indiquer aux autres que passé cette limite, on est chez Moi ! Je leur donne cette information, tout comme le font les douves du château. À l'échelle d'un pays, on appelle cela un douanier. C'est une information olfactive qui dit que passé cette limite, on ne pourra pas dire qu'on n'était pas prévenu.

L'autre empiète sur mon territoire, sur ce que j'ai acquis. Et ce calice, ces bassinets, ces uretères, cette vessie, si j'ai un grand territoire, ou s'il y a beaucoup d'envahisseurs, vont se creuser. Au lieu d'avoir une outre toute petite, j'aurai une grande outre. J'aurai une citerne afin d'augmenter le volume de la vessie et pouvoir stocker davantage d'urine pour informer sur davantage de périmètre. Car parfois il y a des gens qui empiètent, pénètrent, entrent, dans mon territoire. Et je ne les veux pas dans les limites de mon territoire. Je ne veux pas qu'ils pénètrent à l'intérieur des limites de mon territoire, de mes repères. Ceux que je me suis fixés.

Vous avez peut-être un souvenir, une expérience durant laquelle votre émotion, votre esprit, votre cerveau, votre ressenti, votre vessie ont eu cette expérience-là. L'autre a franchi, dépassé les bornes.

2. Vos mains repèrent vos reins et leur transmettent de façon fluide l'amour et la bienveillance, puis glissent vers la vessie, lui offrant tout le positif dans une relation qui est la meilleure possible.

3. Vous reprenez contact avec ce qui vous environne. Vous respirez amplement. Vous savez que vous pouvez intégrer vos nouvelles connaissances. Vous faites confiance à votre inconscient et à votre conscient.

S'identifier à... la glande thyroïde, caresser son cou

1. Vous allez maintenant, très rapidement, de manière précipitée et dans l'urgence devenir votre glande thyroïde. Vite vite ! Cette partie par laquelle transite l'hormone thyroïdienne de la vitesse, de l'urgence. Ces canaux qui conduisent cette hormone vers le sang, une hormone fabriquée par la thyroïde. Vous devenez votre thyroïde, car la situation l'impose. Il y a un train qui arrive à toute vitesse, à toute vapeur. Il y a un danger que vous voyez venir – quelqu'un qui vous fonce dessus. Vous allez rapidement avoir un problème avec telle ou telle personne. Il faut agir vite, très vite. Malheureusement, vous vous croyez incapable, impuissant à régler le problème.

Et c'est la thyroïde qui se creuse afin de laisser passer davantage de thyroxine. Cette hormone qui va pouvoir accélérer, et faire accélérer tous les rythmes à l'intérieur du corps : « Face au danger, il faut faire vite. Je me sens impuissant à réagir. Et personne ne fait rien. Il y a urgence. Il y a danger. »

Et dans vos vies, votre partie féminine, mesdames, votre partie féminine, messieurs, vous avez connu ou connaissez ce type d'expérience d'impuissance. Et vous laissez votre inconscient retrouver une scène, un souvenir qui va vous permettre de vivre de l'intérieur cela.

2. Pendant ce temps, une ou deux mains prennent tout leur temps pour se poser patiemment avec un flot d'amour sur cette glande thyroïde et cela pendant un moment d'éternité.

3. Vous reprenez contact avec votre environnement. Vous pouvez faire quelques grandes respirations.

S'identifier... au larynx, caresser le bas de son cou

1. Vous pouvez sentir l'air libre qui passe par votre larynx. L'air qui entre et surtout qui sort pour parler, chanter, crier, appeler au secours, se manifester. Ce larynx qui permet de manifester son identité, car nous avons chacune, chacun, un timbre de voix particulier qui exprime notre identité hormonale, sexuée – homme, femme. Cette identité liée au vécu – vieillard, adulte, adolescent, enfant. Vous devenez ce larynx. Votre partie féminine – mesdames et messieurs – est en contact avec cela. Vous devenez ce lieu de passage, ce lieu d'appel en cas de danger. Je suis en plein ciel, dans un avion qui tombe... J'ai une peur bleue, une frayeur, une terreur. Je suis dans l'élément air. J'ai tellement peur que, soit je n'ai plus de voix car le danger est trop grand, j'ai trop peur. Soit je me sens seul, séparé. Et là, j'appelle pour être en contact avec quelqu'un, afin de sortir de cette peur, de cette terreur.

Votre esprit reconnaît cette sensation à travers une expérience passée où vous avez été terrifié.

2. Librement, en toute sécurité, vos mains volent jusqu'à votre cou et caressent votre larynx pour lui transmettre des mots, des murmures d'amour et de paix.

3. Vous reprenez contact avec vos points d'appui.

S'identifier à... veines coronaires, col de l'utérus, vagin, se caresser du cœur au bas-ventre

1. Vous allez maintenant vous associer en conscience et en sensation avec plusieurs parties de votre corps. Tout d'abord, avec les veines coronaires. Ces tuyaux qui drainent le cœur pour lui ôter tout ce qu'il y a d'impur, de sale se trouvant dans ce cœur, dans ce territoire, dans ce foyer, dans cet amour qui n'est pas propre, pas seyant. Les veines coronaires vont éliminer ces « cochonneries ».

Puis, mesdames, vous devenez le col de l'utérus. Cette portion entre la matrice de la création, l'utérus, et l'accueil du partenaire, le vagin. Ce lieu de passage de vie. Vous devenez également le vagin. Ce lieu de passage du partenaire d'abord, du nouveau-né ensuite.

C'est important d'appartenir à un partenaire. « Je suis la partenaire, donc je suis dans 'l'appartenir'. C'est important d'être à quelqu'un, d'être la compagne de quelqu'un. Dans une bonne dépendance, bien vécue, heureuse. Parfois je suis dans une mauvaise dépendance. Je reçois de l'amour, puis je n'en reçois plus. J'en reçois à nouveau et je n'en reçois plus. Je suis amoureuse de cet homme-là, l'amour est irrégulier donc le cœur s'accélère. »

Les veines coronaires se creusent pour éliminer tout ce qui me déplaît dans ce territoire, dans ce couple, et cet accouplement ; je me sens frustrée, dépendante sexuellement ; ou séparée sexuellement de ce partenaire. Et le col de l'utérus s'ulcère, se creuse, comme pour faire de la place. Comme pour accueillir et mieux accueillir, et plus. Le vagin, comme une porte qui devient grande ouverte, devient accueil.

Et dans votre sensibilité féminine, mesdames, votre sensibilité féminine, messieurs, devenez ces veines coronaires. Devenez chaque partie de votre corps au niveau du col de l'utérus, du vagin, des veines coronaires. Et votre sensibilité devient également une partie de votre histoire à un moment donné de votre vie.

2. Les mains se posent sur votre cœur qui ne demande que de l'amour pur, et l'autre main, mesdames, va sur votre bas-ventre pour transmettre au col de l'utérus et au vagin un bel amour dans une grande relation : « Tu es ma préférée ».

3. Vous respirez.

S'identifier... au rectum, caresser ses fesses

1. Maintenant vous allez pouvoir explorer personnellement une autre partie de votre corps, d'autres ressentis, d'autres souvenirs que vous avez eus en propre. C'est vous, dans votre identité, dans votre être unique, personnel. Car vous existez. Vous avez chacune, chacun une identité et une place à vous. Et vous avez également un rectum, dans le prolongement de l'intestin, qui va vers l'extérieur. Pour l'enfant, son premier « caca » est l'expression de lui, de son identité, de son être. C'est ce qu'il va offrir à sa maman qui attend cela. Qui attend qu'il soit propre. Cela veut dire qu'il est quelqu'un en propre. On parle bien de propriété, en même temps que de propreté. Le rectum c'est : « J'ai ma place. J'existe ». D'ailleurs, quand on part de chez soi, quelque fois on ne va pas à la selle. « Je ne suis pas chez moi. Je ne défèque pas chez les autres. J'attends d'être à la maison. Là, j'existe, et c'est la débâcle. » C'est le rectum. C'est : « J'ai mon identité. J'ai ma place dans le territoire. Et je le manifeste au milieu du territoire. J'ai su marquer les limites avec mon urine. Maintenant, je vais déposer mes excréments au milieu du gazon. »

C'est l'identité, la manifestation de l'être et cela est associé au rectum. Parfois cela est empêché, interdit. « Je me sens sur la touche, mis de côté. À ce moment-là, cette partie va être anesthésiée. On me force à me sentir séparé de moi-même ; en exil de moi-même. Je suis là, le cul entre deux chaises, dans un cul de sac. » Et c'est le rectum qui va manifester cela en se creusant avec des ulcères.

Vous pouvez trouver un moment de votre vie, une expérience vécue, mesdames, mesdemoiselles, messieurs, dans votre sensibilité féminine. Vous continuez à ressentir ce que veut dire être sur la touche ; ne pas pouvoir manifester son identité.

2. Pendant que vous contactez ce sommet de la relation qu'est l'amour, vos mains avec respect se dirigent vers vos fesses et trouvent leur place autour de l'anus pour lui dire qu'il existe, qu'il est important, lui envoyer de l'amour.

3. Vous reprenez contact avec vos points d'appui. À chaque inspiration vous reprenez contact avec votre environnement.

S'identifier à... vessie (versant féminin), caresser son bas-ventre

1. Vous devenez, maintenant, la partie de la sensibilité féminine de la vessie. Précédemment, vous avez rencontré la sensibilité masculine, droite, du cortex. Là, c'est l'homme qui marque les limites du territoire qui plante les cyprès, le grillage, le portail, le mur. Il installe tout cela. Il y a plus de douaniers hommes aussi. Et c'est la femme qui organise l'intérieur des limites du territoire. C'est elle qui va mettre les géraniums aux fenêtres, les rideaux et tant d'autres choses. Elle organise l'intérieur des limites du territoire. C'est sa façon à elle de marquer de son empreinte, de son identité les repères de son territoire. La vessie va coïncider avec cela, va manifester cela.

Vous pouvez sentir, dans votre vie, un instant où vous n'avez pas pu organiser l'intérieur de la maison selon votre goût, ou votre planning, ou tout autre chose.

2. Vos deux mains s'organisent de façon claire et fluide autour de votre vessie, et se posent sur le bas-ventre pour ne lui envoyer que de l'amour.

3. Vous respirez amplement et vous reprenez contact avec vos appuis extérieurs.

DORMEUR

Résumé des conflits biologiques présentés dans ce protocole

Partie masculine, droite du cerveau

Les ganglions nobles : « Mon corps peut me lâcher, peut me faire défaut ».

Les bronches : menace dans le territoire.

Les artères coronaires : perte de territoire. Le territoire est presque perdu.

Estomac, voies biliaires, pancréatiques : colère, rancœur, contrariété dans le territoire. Quelque chose d'inacceptable.

La vessie masculine : marquage du territoire.

Tous ces conflits, à droite du cerveau, sont des ressentis masculins, de l'homme masculin, de la femme masculine.

Partie féminine, gauche du cerveau

La thyroïde : impuissance face au danger.

Le larynx (face aux bronches, c'est là aussi l'appareil respiratoire qui a à voir avec l'air, le gaz) : peur bleue, terreur, frayeur, le souffle coupé.

Les veines coronaires, le col de l'utérus (liées au feu, les feux de l'amour, les feux du cœur, les feux sexuels, en face des artères coronaires chez l'homme) : frustration sexuelle, mauvaise dépendance sexuelle au sens de l'identité sexuelle.

Le rectum (les aliments retournent à la terre. Ils sont venus de la terre. On les a mangés. On les a mis dans l'estomac, du côté masculin. Ils retournent vers la terre, du côté féminin) : mis sur la touche dans son propre territoire.

La vessie, l'uretère, le calice, le bassinet : je ne peux pas organiser l'intérieur de mon territoire tel que je le souhaite.

> # Protocole Dormeur N° 9
> # Les 2 planètes de notre inconscient

➤ Niveau de difficulté : hamac

➤ Indications : ce protocole sera opérationnel même pour les personnes qui sont sans mémoire, ou qui ont beaucoup de résistance et qui veulent travailler sur elles, évoluer, bouger, se transformer mais qui n'ont vraiment que peu d'accès à leur inconscient

Ce protocole peut également servir comme démonstration pédagogique sur le fait que nous ne faisons rien d'autre que de projeter notre intérieur à l'extérieur, nous ne faisons que parler de nous

Par ailleurs, le protocole va permettre de travailler de manière métaphorique sur une transformation intérieure de nos croyances

➤ Conditions de réalisation : seul ou à 2

➤ Temps nécessaire : 30 minutes

➤ Matériel : un crayon, une feuille de papier

Introduction

Ce protocole utilise la notion de transfert et de métaphore.

Le transfert

Nous ne pouvons rien faire d'autre que de parler de nous-même. Alors que nous croyons critiquer autrui, en réalité, c'est une partie de nous que nous rejetons, une partie qui nous fait mal, qui nous gêne, ou qui, par exemple, nous manque. Ce que Freud appela le transfert est un phénomène quotidien. Il n'est pas réservé aux seuls cabinets de thérapeutes. C'est une façon de se croire en relation avec l'autre, alors que nous sommes en relation avec notre histoire.

Le rôle du transfert est de traiter nos problèmes non réglés sur l'écran de projection que nous appelons l'autre. Le transfert est un procédé naturel, inconscient, automatique, nécessaire pour donner du sens et ainsi conclure nos expériences personnelles. En conséquence, lorsque j'évoque un souvenir d'enfance qui se déroula dans

DORMEUR

la classe d'école, toi, lecteur, que fais-tu d'autre que de penser à une partie de ton histoire vécue à l'école ? Ou, si j'évoque ma grand-mère, qui ne crée pas instantanément l'image de sa propre grand-mère réelle ou fantasmatique ?

Les métaphores

Il existe de nombreuses formes de métaphore : un conte, un cadeau, un acte symbolique, une légende, un mythe, une parabole... Mais qu'est-ce qu'une métaphore ?

Une métaphore c'est quelque chose qui parle d'autre chose. Un bouquet de fleurs parle d'amour, donc le bouquet est la métaphore de l'amour ressenti par telle personne pour telle autre. Le mythe de Narcisse est la métaphore d'une structure psychologique. Un mot écrit, lu, est la métaphore d'un concept, d'un objet : « paresse », « voiture », « maman ». La maladie est une métaphore, la métaphore d'une histoire conflictuelle.

Protocole

Vous allez répondre au fur et à mesure aux questions de cette histoire et écrire spontanément ce qui vous vient à l'esprit lorsque que vous rencontrez des points de suspension. Ce protocole se fait à deux, l'un lit, l'autre écrit.

Pour la dernière question, il sera bon de partager vos réponses avec un thérapeute.

Métaphore : « Transporté dans l'aventure la plus incroyable de ma vie »

Voici l'histoire d'un homme qui aime la tranquillité et n'aime pas les complications. Il préfère à toute chose la routine, le prévisible.

Un jour, il entend parler de gens qui disparaissent dans la ville voisine, sans laisser aucune trace.

Cette histoire, pour une raison inconnue, l'interpelle, l'intrigue. En vérité, elle l'excite et l'affole tout à la fois. Il souhaite en savoir plus, tout en se défendant de ce mouvement intérieur. Il ressent comme deux parties à l'intérieur de lui. Parfois, c'est le froussard qui gagne ; et il occulte toutes les informations autour de cette affaire. Parfois, c'est la partie aventurière, curieuse qui domine et va glaner le plus petit renseignement sur ces disparitions.

Cette partie-là le conduit même un jour dans les bureaux d'un journal afin de rencontrer le journaliste chargé de cette affaire. C'est ainsi qu'il apprend que tous ces quidams qui n'ont rien en commun disparaissent dans un quartier précis de la ville, tous les matins, entre huit heures et neuf heures. L'angoissé en lui réagit, tourne les talons et fait comme si de rien n'était. Il retourne à son travail et y prononce les phrases habituelles. Mais l'autre partie a entendu le journaliste.

Un matin, il se lève plus tôt que d'habitude et autour de sept heures et demie, s'approche du quartier mystérieux, qui, en apparence, n'a rien d'extraordinaire. Lorsque huit heures et demie sonne à sa montre, une femme très belle pénètre dans une cabine de téléphone, décroche le combiné avec un bien étrange sourire comparable à celui de Mona Lisa. La seconde d'après, elle n'est plus là, ou plus sous la même forme, ou dans une autre dimension. En tous les cas, personne ne retient le combiné de téléphone qui pend à son fil. L'homme recule d'un pas, avance de deux, recule de trois pas, avance de quatre et à neuf heures moins une minute, il est dans la cabine de téléphone, il saisit le combiné et sans pouvoir le contrôler, ni en avoir envie, ses lèvres rayonnent à leur tour d'un superbe sourire.

En un instant, il se retrouve dans un monde inconnu, étrange, sur une autre planète. L'impression qui s'en dégage est **désagréable**.

Tout autour de lui, le paysage qu'il peut observer est ....

Les parfums qui viennent à lui sont ....

Il aperçoit des habitants de cette planète désagréable. En les observant, voilà ce qu'il remarque ....

Il va apprendre à connaître ces femmes et ces hommes, à communiquer avec eux. Il remarque un fait fort étonnant. Ils ont tous, absolument tous, le même point faible qui est ....

Et c'est en apprivoisant davantage un de ces hommes, que celui-ci lui confie, un jour, que le problème de la planète est ....

Et surtout, ce que personne n'a pu solutionner, est ....

Sur cette planète, fait curieux, un personnage très important vit quasiment seul. Il souffre d'un trouble fort rare et très gênant. C'est une personne inaccessible, et on ne sait pourquoi notre héros décide de le rencontrer. Il ne peut plus penser à autre chose qu'à cette rencontre, comme un pressentiment. Il lui faudra beaucoup de persévérance et de malice, et de patience pour qu'un jour enfin la rencontre ait lieu en secret ; et encore plus de patience et de confiance pour permettre à ce personnage de formuler quelques mots. Jusqu'au jour, incroyable, où pour la première fois, cet homme lui dit son secret ; peut-être parce qu'il se sent en sécurité, ou rendu à toutes extrémités, ou simplement pour la première fois, rejoint. Quoi qu'il en soit, il dit son secret et son secret est ....

Voici ce qu'il raconte ....

Suite à quoi, notre héros sent quelque chose d'accompli et le moment est venu de retourner dans la cabine de téléphone et sans doute chez lui. Mais la destinée en a décidé autrement. Il retrouve la cabine et en décrochant le combiné, le même sourire le ravit et dans un petit crépitement soyeux, le voici qui se retrouve sur une nouvelle planète qui semble absolument **parfaite** en tous points, supérieure à tous ses rêves, tous ses désirs, à ses fantasmes les plus secrets. Voici ce qu'il observe autour de lui. Dans cette nouvelle planète, jusqu'alors jamais visitée, où tout est beau, voici les sons, les senteurs, les parfums qui arrivent jusqu'à lui ....

Mais surtout, les gens qu'il aperçoit sont tous en bonne santé, heureux de vivre. Leur secret est ....

Un habitant lui explique très naturellement que leur point fort est ....

Et plus spécialement, cet organe : ....

Notre homme, cette fois-ci, n'a plus du tout envie de quitter cette planète. Il est comme arrivé au point exquis, ultime du bonheur.

Le temps passe et un jour, un ambassadeur de la planète désagréable arrive en mission avec une demande précise. En effet, il demande de l'aide. Et sa demande est : ....

Un long instant, c'est un remue-ménage inhabituel, comme une onde qui parcourt toute la planète parfaite. Alors cette onde rencontre la perfection pour revenir vers cet ambassadeur. Tout le peuple a entendu la demande et voici exactement ce qu'il propose :. ....

Afin de faciliter les échanges entre les deux mondes, on cherche un moyen de transport rapide, simple, pour communiquer entre les deux univers. Notre héros est consulté afin de mettre au point le moyen le plus adéquat. Voici ce qu'ils décident : ....

Pendant quelque temps, les échanges, les communications, des mouvements ininterrompus ont lieu entre les deux planètes dans un aller-et-retour incessant. Cette liaison est utilisée fréquemment.

Ainsi une génération entière d'habitants est mixée par des rencontres, des mariages. Notre homme, un jour, inévitablement, sent en lui la curiosité de revisiter l'ancienne planète désagréable. Alors, à son tour, il utilise ce moyen de transport et là, en débarquant sur ce monde, voici ce qu'il constate : ....

Il constate également, la transformation des habitants et de leurs enfants.

C'est vers cette époque que l'on découvrit une nouvelle planète habitable et accueillante, paraît-il. Le nombre croissant des habitants permit à une partie de ceux-ci de s'expatrier vers ce nouveau monde. Et notre homme voulut être du voyage. En arrivant sur cette toute nouvelle planète, il voit ....

il entend ....

il sent ....

Au milieu de ce nouveau monde, c'est comme s'il recevait le message suivant : ....

Immédiatement, en lui, germe et s'épanouit une nouvelle croyance fondamentale. Cette nouvelle opinion sur la vie est que : ....

C'est à cet instant que son regard tourné vers le lointain est interrompu par la structure géométrique d'une cabine de téléphone. Il cligne un instant des paupières et sans hésiter, se dirige vers celle-ci, il décroche et se retrouve à l'endroit précis de son point de départ. Il sort de la cabine, regarde tout autour de lui. Quelque part, rien n'a changé ; quelque part, tout a changé.

Et là, il comprend ....

Il retrouve sa voiture et se dirige exactement vers l'endroit que tu occupes en ce moment. Il y est arrivé à la même seconde que toi-même tu arrivas là où tu es. Car ce voyageur, c'est toi !

Avec un thérapeute

Quel lien fais-tu entre tes réponses et ta vie ?

Exprime également ton impression suite à cette expérience.

Protocole Dormeur N° 10
Les cadeaux de mes ancêtres

➤ Niveau de difficulté : fauteuil

➤ Indications : se réconcilier avec nos parents, avec l'arbre, avec nos ancêtres du côté paternel comme du côté maternel ; *se reparenter* et enfin accéder à des ressources dont nous n'avons même pas idée, ce qui peut être très puissant

➤ Conditions de réalisation : se fait forcément à deux ou avec le CD, pendant que l'un lit ce protocole en rajoutant sa propre poésie, l'autre expérimente de l'intérieur tout ce qui est dit

➤ Temps nécessaire : 40 minutes

➤ Matériel : aucun.

Introduction

En psycho-généalogie, il existe de nombreux livres, thérapeutes, formateurs, conférences. Dans ce que j'ai exploré, jusqu'à ce jour, qu'il s'agisse des œuvres d'Anne Ancelin-Schützenberger, Serge Tisseron, Salomon Sellam, Hervé et Mireille Scala, Bert Helinger, Paola del Castillo et tant d'autres, l'attention est posée sur le problème issu d'un ancêtre souffrant, blessé, en tous les cas avec un secret difficile à régler, à solutionner.

L'idée de ce protocole est très simple. Nous avons toutes, tous, des dizaines, des centaines, des milliers d'ancêtres, d'aïeuls, de trisaïeuls connus et surtout inconnus. Et dans cette foule d'arrière, arrière, arrière, arrière-grands-parents dont le sang coule en nous, et dont les gènes se dupliquent, se sont dupliqués jusqu'à nous et continuent à l'intérieur de nous, à chaque instant de se dupliquer, parmi cette foule, il y en a bien sûr un grand nombre de souffrants qui viennent jusqu'à nous, mais un nombre encore plus importants d'êtres merveilleux, simples, bons, affables, sages, sains ou avec d'autres qualités encore, que leur entourage leur reconnaissait. Alors pourquoi ne pas être conscient aussi de cela ? Être conscient de ces ressources qui sont en nous grâce à eux.

Pour cela il suffit d'accepter la rencontre.

C'est ce que je vous propose de faire maintenant. Il s'agit d'une forme de relaxation, d'intériorisation. Pour profiter le plus pleinement

possible de ce protocole, les thérapeutes les plus expérimentés uti-
liseront l'hypnose, la relaxation, la sophrologie afin de permettre au
sujet d'aller toujours plus profond à l'intérieur de lui, de son inconscient, de ses cellules, car c'est bien au centre de la cellule que se
trouve le plus inconscient de notre inconscient, au cœur de nous-
même, dans nos noyaux : les gènes, c'est-à-dire nos ancêtres.

Protocole

1) Je vous propose de prendre la position physique la plus confortable, la plus agréable qu'il vous soit possible d'obtenir. Vous
pouvez remuer si vous le souhaitez pour vous sentir encore plus détendu et relaxe, ou ne pas bouger du tout, si cela est bien pour vous.

2) Les yeux peuvent être ouverts, à moitié clos ou fermés ; la bouche légèrement ouverte ; la respiration libre pendant que votre esprit décide de visualiser le paysage de votre choix dans lequel il peut
y avoir des sons et des odeurs et surtout un chemin. Il peut s'agir
d'un sentier, d'une route, d'une rivière ; ou si vous le préférez, ça
peut être une ruelle, une autoroute, ou les couloirs d'une maison.

3) Quoi qu'il en soit, vous empruntez ce chemin qui va vous permettre de remonter le temps, de remonter le cours de votre vie et
d'enjambée en enjambée, vous vous dirigez vers le moment de
votre conception qui va ressembler à un carrefour, un confluent, un
lieu où deux couloirs, deux chemins, deux routes, deux rivières se
rejoignent. L'une appartient à votre génitrice et l'autre à votre
géniteur.

A. ANCÊTRE MASCULIN
A.1. Maintenant, vous prenez conscience de votre objectif :
contacter un ancêtre homme qui a été quelqu'un de très important,
de très valeureux, de sage, ou de saint. En tous les cas, quelqu'un
qui a fait le bien autour de lui, quelqu'un de bienveillant, bon, doux.
D'ailleurs, à son approche chaque être humain se sentait bien et
trouvait réponse à ses questions les plus secrètes et les plus intimes sans avoir besoin, la plupart du temps, de parler. Parfois par
un geste, un regard, un présent, une phrase ou tout autre attitude,

quelque chose de profond, de lumineux, passait de cet être à chaque membre de l'auditoire. C'était peut-être quelqu'un de simplement bon. Et comme dans toute famille, vous aussi, vous avez un ancêtre de cette présence, de cette qualité-là. C'est forcément quelqu'un que vous ne connaissez pas, que vous n'avez jamais vu et dont vous n'avez jamais entendu parler. Il a peut-être vécu il y a un siècle, peut-être mille ans, peut-être plus.

A.2. Maintenant que vous êtes à la croisée des deux chemins, votre cœur, vos gènes, votre intuition vous dirige soit à droite, soit à gauche, du côté de votre géniteur ou de votre génitrice – de votre père ou de votre mère. Vous allez remonter ce sentier, ce chemin jusqu'à un autre carrefour, jusqu'à un autre endroit où deux chemins se sont rejoints un jour, il y a longtemps.

A.3. Comme cela est simple, vous vous laissez aller vers la droite ou vers la gauche jusqu'à un autre carrefour. Et ainsi, de carrefour en sentier, de sentier en carrefour, vous vous retrouvez en un lieu inconnu et à la fois étrangement connu, en présence de cet homme dont vous découvrez le visage. Cet être est à la fois familier, lointain, et si proche... Le moment que vous vivez maintenant est tellement important ; il n'y a pas besoin de parler ou de se taire, simplement être là, en sa présence et faire vivre ce qu'il y a à faire vivre, à dire ou à ne pas dire ; à faire ou à ne pas faire. Et le temps s'immobilise au-delà du temps en cette présence dont vous profitez, dont vous pouvez vous remplir comme un héritage enfin retrouvé, comme un dû que vous attendiez car cet homme est comme un père pour vous, qui ne vous veut que du bon, que du bien et qui vous le prouve simplement.

A.4. Il a un présent spécifique rien que pour vous. Je ne sais pas si c'est un objet, une parole, un geste ou autre chose. Je sais combien c'est important que vous acceptiez de recevoir, de faire vôtre ce qui est là. Bien sûr, tout est possible, et vous pouvez à votre tour lui offrir une chose, ou lui parler, ou lui poser une question brûlante à laquelle il a déjà peut-être répondu sans que vous le sachiez vraiment.

A.5. Pendant que tout cela se vit, et d'autres choses encore, vous savez maintenant le chemin ; et cela est une chose bien importante : être conscient qu'il vous appartient de revenir le voir quand vous le souhaiterez ou quand vous en aurez besoin, de manière consciente ou inconsciente. Bien sûr qu'il vous attendait et qu'il vous attendra, toujours disponible. Cela va vous permettre de le remercier, de le saluer et de vous donner l'impression de vous quitter. Chaque mot, chaque geste compte maintenant, dans cet instant du départ. Votre cœur connaissait le chemin, votre corps le retrouvera.

A.6. Et vous voici qui, petit à petit, revenez vers votre chemin, vers votre vie. De sentier en carrefour, de carrefour en chemin, de chemin en carrefour, de carrefour en couloir peut-être, vous reconnaissez le paysage dans l'autre sens. Ce paysage qui vous conduit de génération en génération, d'ancêtres en ancêtres jusqu'à cet instant de votre conception.

Quelque chose a changé, vous n'êtes plus vraiment le même ; le chemin est identique mais pas votre regard. Vous voici au démarrage de votre vie à vous, celle qui démarre à votre conception et vous dirige jusqu'à aujourd'hui, jusqu'à maintenant.

Vous respirez profondément pendant que vous êtes là, aujourd'hui, ici et maintenant.

B. ANCÊTRE FÉMININE

B.1. Et vous vous en doutez déjà, dans toute famille, il y a eu des femmes, une femme, hors du commun, exceptionnelle. Peut-être que des gens faisaient beaucoup de route pour la rencontrer afin de recevoir un conseil, un mot d'encouragement, ou entendre son rire voler aux étoiles leurs scintillements magiques. C'était une femme qui comprenait d'un regard, et avait la parole caressante, et le geste juste, calme et posé. Ou bien, c'était une femme très nature et mature. En tous les cas, elle faisait beaucoup de bien autour d'elle. Et cette femme c'est votre ancêtre. Vous ne l'avez pas connue et personne, de tous ceux que vous connaissez dans votre famille ne l'a connue, et personne n'a pu vous en parler jusqu'à ce jour. J'ignore si elle a vécu il y a cinq, dix, trente générations ou plus. Mais ce que je sais, c'est que vous êtes relié à elle par chacune de vos cellules, car une partie d'elle est en vous et si vous ne la connaissez pas, elle, vous connaît. Elle ne vous veut que du bien, que du bon, que du doux.

B.2. Et puisque vous êtes prêt, le temps est venu de remonter le cours du temps et le chemin de votre vie. Vous avez choisi un paysage où il s'est imposé à vous. Vous êtes sur une route, ou un fleuve dont vous remontez le cours ; à moins qu'il ne s'agisse d'un couloir dans un grand château. Le paysage change à chaque enjambée. Vous vous approchez, à chaque instant un petit peu plus, d'un carrefour. Le carrefour des trois chemins, des trois vies : la vôtre et celles de vos parents. Votre cœur sait quel chemin prendre pour rejoindre cette femme.

B.3. Simplement avancez par la droite ou par la gauche, avancez sur ce nouveau chemin de la vie de votre parent qui vous mène vers une autre clairière où débouchent deux chemins et vous en prenez un qui vous conduit à un autre carrefour. Et ainsi, de chemin en carrefour, de carrefour en chemin, vous vous approchez de celle dont vous avez besoin. Cela est bien, puisqu'elle est là pour vous spécialement aujourd'hui, maintenant ; elle vous est disponible.

B.4. L'instant est rare, précieux, solennel ou tout simple, mais vrai. Vous profitez de cette découverte à la fois *nouvelle et connue*. Vous profitez de ce que vous voyez, de ce que vous entendez, de ce que vous sentez tout simplement. Chaque cellule, chaque partie de votre corps absorbe ce qu'il attend depuis si longtemps, ce dont chaque cellule avait besoin et auquel elle avait droit.

B.5. Il est possible qu'elle ait un cadeau rien que pour vous, une parole qui va vous aider, une réponse aux questions que vous ignoriez même vous poser et qui pourtant vous sont si importantes. Vous voici en dehors du territoire que l'on appelle le temps, pour vivre dans une communion, un échange vrai.

B.6. Vous accueillez son cadeau, son présent, qui pourra ainsi vous accompagner d'instant en instant dans votre vie à vous.

B.7. Le moment est venu de prendre congé d'elle en sachant combien vous êtes libre de revenir dans cette rencontre à laquelle elle est prête, puisqu'elle n'a jamais cessé d'être prête à cela. Maintenant c'est vous qui êtes prêt(e) et disponible.

B.8. Alors, après l'avoir saluée et remerciée, vous prenez le chemin du retour qui est un chemin de croissance, de lumière et de symphonie qui vous conduit maintenant vers un carrefour et d'autres chemins. À la fois vous reconnaissez et découvrez le paysage tout autour de vous qui vous guide vers cet instant de votre conception.

4)

Et là, vous avez vraiment envie de respirer et de bien profiter de tout ce qui est en vous et vous remplit car vous voici, maintenant,

à la fois en contact avec le cadeau de cette femme qui est comme une mère,

en contact avec le cadeau de cet homme qui est comme un père

et vous allez grandir avec la sensation de leurs présences bienveillantes en vous

et autour de vous.

Deux présences qui vous guident jusqu'à maintenant,

jusqu'à demain

et bien plus loin.

Bonne route !!!

Protocole Dormeur N° 11
Guérir nos blessures passées

➤ Niveau de difficulté : tabouret

➤ Indications : traiter à la source nos blessures

Pour cela, il faut être apte à retourner dans son histoire personnelle, afin d'explorer d'une façon nouvelle tout ce qui s'est mal passé et qui n'est toujours pas conclu aujourd'hui

➤ Conditions de réalisation : à 2, ou encore mieux en groupe

➤ Temps nécessaire : minimum 40 minutes

DORMEUR

Introduction

Nous pouvons dire que vivre c'est avoir des expériences et bien vivre c'est mener à bout, en complétude, chaque expérience. Par conséquent, mal vivre c'est avoir derrière soi, dans son inconscient, dans son histoire une somme plus ou moins importante d'expériences qui n'ont pas été totalement élaborées, conclues, abouties. Subséquemment, cela crée une souffrance potentielle car c'est comme si une partie de notre inconscient était encore en contact avec ce vécu souffrant, afin de le résoudre.

Aussi, dès que dans notre présent surgit un élément (exemple : un cri) qui fut source de stress dans notre passé (exemple : dispute entre nos parents), c'est toute l'émotion du passé qui s'impose en nous, et nous réagissons de la façon la plus parfaitement adaptée... à un événement qui n'est plus. Nous voulons faire croire que c'est le présent qui nous énerve, nous attriste, mais nous vivons émotionnellement dans un autre temps, à une autre époque, et nous sommes les seuls à y vivre. Le drame est que tout cela est inconscient et que nous ne comprenons pas pourquoi les autres sont si loin de nous. Mais nous ne sommes pas dans le même film ! Eux aussi sont dans leur drame et leur époque de stress ou dans leurs joies.

Ce qui crée, bien évidemment, surprise, désarroi, ou violence chez ceux qui nous entourent. Notre comportement est tout simplement inadapté, excessif (d'autant plus que les autres sont eux aussi dans leur passé, différent du notre).

Exemple

Quelqu'un me parle un petit peu fort ; mon inconscient se souvient très nettement d'un instituteur qui me criait dessus de manière injuste et cela me terrorisait, me mettait en colère ; émotion que je ne savais, ni ne pouvais exprimer. Le voisin me parle fort, j'ai peur et je crie non pas à l'intention de mon voisin, mais à l'intention de l'instituteur. Cela peut créer un traumatisme chez le voisin, ou lui réveiller une vieille histoire.

Cet exercice vous propose de solutionner ces vieilles histoires, ou l'une d'entre elles, cela à travers un voyage, de nouveaux regards et avec l'aide de nouvelles ressources.

Une chose à laquelle nous pensons fort peu est que nous avons aujourd'hui plus de ressources que lors de nos traumatismes passés, des ressources tout à fait adéquates pour tout solutionner. De plus, la plupart d'entre nous avons le même âge ou plus que ceux qui nous traumatisèrent. Exemple : « Je fus effrayé par un instituteur quand j'avais six ans lequel avait trente ans et j'en ai aujourd'hui plus de quarante. »

Une autre idée de ce protocole est que ceux qui nous ont fait du mal ont souvent, eux-mêmes, bien avant nous, été des victimes d'autres bourreaux.

Alors, si vous êtes prêt au voyage, bienvenue !

DORMEUR

Étapes du protocole

1) Prendre une position confortable.

2) À bord d'un moyen de transport

Vous vous imaginez à bord du moyen de transport de votre choix, vers une nouvelle destination tout à fait inconnue. Vous vous sentez prêt pour ce voyage et en confiance.

3) Dans un monde de statues

Le voyage se déroule de manière agréable. Lorsque vous ouvrez les yeux, vous avez une impression de familiarité, en même temps que de nouveauté. Vous vous promenez tout en regardant autour de vous, et vous voici en un lieu qu'une partie de vous reconnaît. C'est une partie de votre histoire qui se déroule à nouveau... Que se passe-t-il ? Tous les gens de ce lieu sont parfaitement immobiles. Ils vivent, certes, mais sont figés, bloqués comme des statues.

4) En face de celui qui me fit souffrir

Vous n'êtes pas arrivé au bout de vos surprises. Voici maintenant que vous reconnaissez vos éducateurs, vos enseignants, vos parents, les adultes qui vous ont entouré durant toute votre enfance, des écoliers aussi.

Et en t'approchant de cet instituteur, tu rajeunis jusqu'à l'âge précis que tu eus, lorsque tu fus par lui traumatisé et voici enfin le moment venu de lui crier, hurler, pleurer tout ce que tu aurais eu besoin de lui dire. C'est le moment pour toi de le faire...

5) Se libérer de toutes les vieilles émotions

Une fois que tu as sorti toute cette émotion qui était en toi, ton corps, enfin, peut grandir jusqu'à aujourd'hui et te permettre de te diriger vers une autre personne qui te traumatisa elle aussi, à un autre âge de ta vie.

6) Augmenter son espace intérieur

En t'approchant de cette autre personne, tu rajeunis et tu te retrouves à l'âge où tu fus meurtri ou blessé, abandonné, par cette personne. Tu es libre maintenant, en face de cette mère, de ce père, de ce patron, de cette gardienne, de ce frère, de cette sœur, de ce parent, de ce voisin, de ce prêtre, c'est le moment de vider toute ton émotion sous forme de cris, de larmes, à travers un dessin, des gestes, des mots, afin d'augmenter en toi l'espace de liberté et de bonheur. Et de rencontre en rencontre, tu vis libération après libération.

Puis, enfin libéré, tu peux à ton tour, dans ce paysage, devenir immobile, ayant l'âge d'aujourd'hui.

8) Nos bourreaux furent des enfants innocents

Et surprise, tu l'as oublié, n'est-ce pas, mais tous ces adultes ont un jour été des enfants, des bébés. Ils ont eux aussi été blessés par d'autres adultes qui avaient eux aussi été des enfants perturbés par d'autres adultes. Regarde bien ces statues autour de toi qui se transforment et deviennent des petites filles, des petits garçons, des bébés, des nourrissons. Regarde-les subir ce qu'ils ou elles ont subi.

9) Se déplacer au milieu de ces enfants

Déplace-toi de façon confortable, rassurante, jusqu'à ce que ces enfants se dirigent vers toi, viennent te rencontrer. Alors que tu peux accepter cette relation, observe tout ce qui change à l'intérieur de toi.

10) Partage

Partage avec quelqu'un et note par écrit tout ce que tu as découvert avec cet exercice, tout ce que tu as accepté de laisser se transformer en toi.

Épilogue

Blanche-Neige ne se doutait en rien de tout ce qu'elle vient de découvrir sur elle. Et puis elle avait une toute autre idée de la thérapie. Sans jamais en avoir fait, elle n'en avait pas moins de nombreuses croyances : « La thérapie cela dure longtemps... cela coûte cher... En plus, cela ne marche pas toujours, en fait, ça ne marche jamais... on ne change jamais... La thérapie c'est pénible, on pleure toujours... on est plus mal après qu'avant... En thérapie, on réveille de vieux souvenirs réglés... on se fait souffrir pour rien... Faire une thérapie c'est difficile... cela demande de grandes capacités, il faut être intelligent, savoir répondre à des questions... »

Et non ! Vraiment non. La thérapie avec Prof, Joyeux et Dormeur c'est tout autre chose. On apprend beaucoup de choses très simples, pleines de bon sens, on se découvre avec des trésors en soi. Et en douceur, on guérit ce que l'on croyait réglé et qui pourtant nous faisait tellement souffrir. *Souffrir – s'ouvrir – souvenir – sourire – soupire de plaisir...*

Oui, oh oui, on ne peut jamais prédire le futur. Qui prévoyait en 1850 l'arrivée du chemin de fer et des automobiles ? Qui pensait en 1950 qu'un jour, un homme marcherait sur la lune ? Qui, en 1960, avait l'idée de l'importance que prendraient la télévision, les ordinateurs et l'écologie ? En 1970, qui se doutait le moins du monde qu'Internet serait ce qu'il est aujourd'hui ? Et en 1980, saviez-vous que vous découvririez tout ce que vous avez appris avec intérêt depuis cette date ?

Blanche-Neige, quand à elle, ne se doutait âs qu'elle découvrirait pourquoi, adolescente, elle consommait des quantités dangereuses de champignons hallucinogènes ! Fuir, fuir l'ennui, fuir les contraintes, refus de tout ce qui ressemble à une difficulté ! Vouloir que tout soit facile, simple, jusqu'au ramollissement complet du corps et de l'esprit.

Le voyage sur la planète malheureuse lui a montré un paysage où ne régnaient que désordre et chaos ! Leur malheur ? La solitude ! Et leur secret fut une grande surprise pour Blanche-Neige : l'égoïsme, l'oubli de penser à l'autre, la peur d'oser se mettre à sa place et de réaliser qu'il a un cœur, une âme, une vie. Tout voir de son point de vue, voilà la cause de son malheur passé. Comment y remédier ? Ses deux ancêtres lui apprirent à s'ouvrir en toute sécurité, oui, à oser sortir de sa coquille et de savoir que... mais, chut, c'est son secret, comme vous avez le vôtre.

Pour l'heure, elle se dirige avec curiosité vers le prochain géant de la thérapie. Qui est-il ? Quel est son nom ? Que va-t-elle vivre, expérimenter maintenant ? Elle a l'impression d'être si bien déjà, juste mieux en fait !

Notes personnelles :

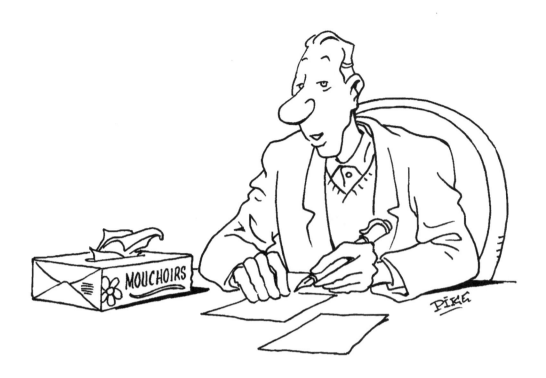

Quatrième partie

ATCHOUM, TIMIDE
ET GRINCHEUX

1. ATCHOUM

Blanche-Neige monte d'un étage, c'est la coutume. Après avoir appris avec Prof la mise en maladie et l'entrée en santé, après avoir découvert la joie d'avoir des ressources magiques avec Joyeux, après s'être autorisée à se relaxer avec Dormeur, elle s'élève vers les bureaux supérieurs de ce grand cabinet.

Et ce matin-là, elle arrive pour une consultation particulière : trois thérapeutes l'attendent, elle et d'autres patients. À vrai dire, il s'agit plutôt d'une séance d'information. Deux hommes, quatre femmes, Blanche-Neige et les trois thérapeutes s'asseyent sur des chaises disposées en cercle. Chacun est invité à se présenter... sous forme métaphorique.

Se présenter sous forme métaphorique

« Si vous étiez un animal, vous seriez quel animal ? interroge Atchoum.

— ... un lapin variable ! » se présente Blanche-Neige.

Se suivent poule, dinosaure, ours et autres compagnons de l'arche de Noé.

« Et si cet animal avait un comportement, il *pourrait...* ?

— Courir dans la neige ! »

Et à la suite de Blanche, chacun de répondre avec spontanéité.

Atchoum pose une nouvelle question :

« Si cet animal avait une émotion, ce *serait...* ?

— La curiosité, réagit Blanche-Neige,

— La peur, exprime un autre. Et quand la troisième annonce :

— La compréhension, Timide lui demande :

— Est-ce une émotion ?

— Euh... oui...

— Ah, et cela procure quelle sensation, dans ton corps ?

— Une détente au ventre.

— Bien. Et lorsque tu contactes cette détente, tu ressens... ?

— De la confiance.

— Voici une émotion ! Compréhension est une pensée, n'est-ce pas ? Je puis comprendre et me sentir curieux, ou anxieux, ou simplement indifférent. Comprendre ne me renseigne en rien sur le 'comportement émotionnel' de l'individu. »

À son tour Grincheux intervient :

« Si nous vous accueillons aujourd'hui tous les trois, c'est pour vous parler de nos expériences et de leurs conclusions, à ce jour.

Car figurez-vous que primitivement, nous travaillions séparément jusqu'à ce que nous réalisions que nous faisions la même chose, sous trois angles légèrement différents. En effet, Timide, en traitant les Émotions, améliorait les Comportements et des Maladies disparaissaient. Atchoum, quand à lui, en cherchant l'origine de Maladies physiques, trouvait toujours une Émotion secrète, refoulée, bloquée et qui parfois jaillissait sous la forme de Comportements socialement inadaptés ou d'actes de folie. Et moi, en faisant réfléchir sur nos Comportements, je rencontrais des Émotions qui sculptaient le corps, le tordaient parfois. Les trois sont liés et c'est bien ainsi. La peur permet à mon corps de se refermer dans le but de le protéger. La joie lui permet de s'ouvrir, et il se tourne vers le haut, et cela chez tout le monde.

— Ainsi on ne peut pas séparer corps et émotion ?

— Si. Et cela s'appelle un cadavre, conclut Grincheux.

— S'occuper du corps, c'est permettre de ressentir des émotions agréables et favoriser un heureux comportement social.

Épanouir ce dernier procure des sensations élevées dans un corps confortable.

Permettre à toutes nos émotions de vivre en plénitude exprimée est l'assurance d'un corps sain pour un comportement heureux en société.

Et pour le vivre de l'intérieur, je vous propose à tous un exercice :

ATCHOUM

La triade

Vous ne vous connaissez pas, c'est la première fois que vous vous rencontrez. Vous allez avoir le comportement social que je vais vous indiquer dans un instant. Pendant tout ce temps, vous devez être attentif à vos émotions : peur, excitation, joie..., et à votre corps : tension, chaleur, tremblement... Le comportement est de marcher l'un vers l'autre et de vous regarder dans les yeux, sans un mot. Observez : émotion, sensations corporelles... ensuite... vous fermez les yeux et vous vous touchez à travers vos vêtements... observez : émotions, sensations... Que se passe-t-il ? »

Ce matin-là, Blanche-Neige découvrit l'évidence de son unité. Toucher le corps est plus que toucher le corps, c'est social et émotionnel. Avoir le comportement social qui consiste à se regarder est plus que social, cela procure peur ou excitation ; la salive sèche dans la bouche, les mains sont moites, la respiration change. Et la troisième expérience fut : « *exprime tes émotions* ». Plus qu'exprimer ses émotions, cela crée des liens, un tissu social et le corps se détend petit à petit.

La salle d'attente

Une semaine passe et la voici prête à transformer ses symptômes / d'accepter à la source ses émotions / faire évoluer ses comportement sociaux. Blanche-Neige lit un magazine dans la salle d'attente du quatrième étage. Sur le mur poussent des plantes grimpantes, du lierre. Des livres sur le décodage biologique sont disposés sur une table basse. Un couloir, puis la porte d'Atchoum. À travers l'huis, passent des bruits de pleurs, puis des cris et une coupe de sanglots, puis plus rien. Silence.

Blanche-Neige avait le choix : après Dormeur elle aurait pu rencontrer un des deux autres géants, Timide ou Grincheux. Ces trois-là sont accessibles dans n'importe quel ordre. Ils font travailler leurs patients sur les émotions (Timide) liées aux maladies physiques (Atchoum) et aux problèmes comportementaux (Grincheux). Elle devra apprendre à faire le lien entre :

- ses maladies physiques : sa fatigue surrénalienne, son vitiligo, son anémie,

- ses émotions : son impression de s'être trompée de vie, sa peur de déranger les autres,

- ses comportements : ses crises, ses délires de persécution, son isolement farouche.

Un nouveau bruit. La porte s'ouvre et deux hommes se saluent. Le client sourit ! Lui qui sanglotait il y a cinq minutes... Comment est-ce possible d'avoir le visage aussi détendu, lumineux ? Est-ce de pleurer qui lui permet d'être aussi paisible ? Les cris l'avaient effrayée, le sourire la rassure.

Atchoum, le Psycho-Bio-Thérapeute, à peine la porte refermée, se dirige déjà vers Blanche-Neige.

« Vous ne prenez pas une pause, s'étonne Blanche-Neige

— Pourquoi ? Me reposer de quoi ? Je suis là avec vous, en ce moment. Pleinement. Entrez donc et prenez le fauteuil de votre choix. »

Dans la pièce il y a trois fauteuils : un en cuir, un en osier, un en tissu.

Blanche-Neige se dirige vers le fauteuil en tissu, le plus éloigné de celui du thérapeute. Elle est encore un peu apeurée. Puis elle se ravise, elle a envie de se sentir plus près de cet homme, elle s'installe maintenant dans le fauteuil le plus proche.

« Bien ! Que me vaut le plaisir de vous rencontrer ?

— J'ai une allergie.

— À quoi ?

— Aux plumes.

— Comment cela se manifeste-t-il ?

— Cela me gratte et j'ai envie de vomir.

— Et depuis quand ?

— Mon enfance.

— ... »

Et les questions vont se suivre et précéder des confidences.

Les protocoles d'Atchoum vont s'alterner avec les consultations chez Grincheux et chez Timide.

Voici maintenant tout ce qu'elle a noté sur son cahier personnel. Car elle a vraiment le souhait de pratiquer à nouveau tout ces protocoles, et, pourquoi pas, avec des amis qui souffrent. À moins qu'elle ne leur donne simplement ses notes afin que, seuls, ils cheminent vers eux.

ATCHOUM

Questionnaire sur le corps que j'ai

1. Je me regarde dans un miroir, qu'est-ce que je pense de mon corps global ?

Trop grand ? Trop petit ? Trop gros ? Trop vieux ? Trop mince ?...

Sur telle partie de mon corps : les cheveux, le visage... ?

Je l'écris sur mon livre de bord.

2. Si j'avais une baguette magique, qu'est-ce que j'aimerais changer dans mon corps à l'extérieur, à l'intérieur ?

Je l'écris sur mon livre de bord.

3. J'évalue mes capacités corporelles en les notant entre 0, la plus mauvaise note et 10, la meilleure :
- ma digestion
- ma respiration
- ma sexualité
- ma circulation
- ma fonction cardiaque
- mes évacuations liquides : les reins
- mes évacuations solides : rectum
- ma fonction de contact : peau
- mes sens (audition, vision, goût, odorat)
- mes capacités de mordre : dents
- mes mouvements
- mon sommeil
- autre

4. Une fois les éléments précédents évalués, écrivez une phrase définissant ce que vous aimeriez améliorer.

Exemple : « Ma peau 2/10. J'aimerais améliorer la peau au niveau de mon visage ».

Au fur et à mesure des différents protocoles proposés, vous aurez l'occasion d'explorer d'autres caractéristiques limitantes de votre corps.

Protocole Atchoum N° 1
L'allergie en pratique

➤ Niveau de difficulté : planche à clous

➤ Appartenance : verbal, visualisation

➤ Indications : tout problème allergique et toute réaction émotionnelle phobique

➤ Contre-indications : absence d'éléments déclenchants

➤ Objectif : atteindre le pourquoi de son allergie et l'éliminer

➤ Conditions de réalisation : avec un thérapeute

➤ Temps nécessaire : 40 minutes à 1 h

➤ Matériel : les éléments allergiques sont à vérifier

Introduction

Qu'est-ce qu'une allergie ?

Elle peut être définie par trois éléments : un allergène, un ou des symptômes, une date d'apparition du premier symptôme.

A. L'allergène est une substance chimique qui entre en contact avec le corps humain et produit une réaction excessive. Tout peut être allergène : poils, plume, poussière..., le soleil, la voix de sa belle-mère, le décollement d'un avion, un cri dans la douche, le travail au bureau, etc. L'allergène est le support d'une histoire émotionnelle choquante.

La foule, l'obscurité peuvent créer des réactions, des symptômes psychiques. À ce moment-là, nous parlerons de phobies. L'allergène n'est plus physique mais immatériel, la réaction n'est plus physique mais immatérielle, c'est-à-dire psychologique.

B. Le symptôme est une manifestation physique, le plus souvent inflammatoire : rhinite, eczéma, conjonctivite..., infarctus, angoisse, diarrhée, tremblements, etc. En fait, toute forme de réaction peut rentrer dans le cadre des allergies, pour autant que nous ayons un élément déclenchant, extérieur, et une réaction intérieure.

ATCHOUM

C. La date d'apparition du premier symptôme n'est pas forcément la date du choc. Exemple : Mme X mange des écrevisses et immédiatement fait une urticaire géante. Aucun choc n'eut lieu pendant les semaines précédentes. Par contre, trois ans auparavant, au cours d'un repas, son fiancé lui déclara qu'il rompait la promesse de mariage, car il en aimait soudainement une autre : choquée, elle entend tout cela en même temps qu'elle mange des écrevisses.

L'histoire peut sauter une génération. Exemple : Mlle X est allergique à la plume depuis sa naissance. Sa mère a passé une très bonne grossesse, jusqu'au 6e mois. Elle vit à la campagne au milieu des animaux. Un jour, un jars la mord. Furieux, son mari se jette sur l'animal, l'emmène dans son atelier et lui met la tête sur le billot. Avec une hache, il le décapite. Il fait cela pour faire plaisir à sa femme, la sécuriser, lui prouver son amour. En fait, elle est terrorisée par le comportement de son mari. Elle est porteuse de vie, il donne la mort. Choquée, elle se tait tout en retirant les plumes de l'animal avec son mari souriant. Pour elle, plume = angoisse de mort. Quelques mois plus tard elle accouche, et son enfant fait de l'asthme dès qu'il est en contact avec les plumes.

A. L'allergène : plume = dans la mémoire de cet enfant, danger de mort donné par le père.

B. Le symptôme : asthme, relié à la coloration conflictuelle : « je n'ai pas l'espace de liberté et de sécurité que je souhaite et je subis l'espace que je ne veux pas. »

C. Les symptômes apparaissent lors du second contact avec l'allergène.

Étapes du protocole

Afin de mieux comprendre votre allergie, voici les étapes d'un protocole qui vous aidera dans votre recherche. J'utilise volontairement la 1re personne afin que vous puissiez mieux vous plonger dans vos sensations intérieures.

1. Les circonstances d'apparition des symptômes

Pour étudier toutes les circonstances dans lesquelles mes symptômes se manifestent, je prends tout ce qui est relié, induit, et qui déclenche l'allergie :

- Le lieu (environnement)
- La personne
- La nourriture
- Le moment de la journée
- La saison
- L'animal
- Les objets
- Autre

Je note sur mon carnet de bord les réponses et les nouvelles informations. Durant cette étape, je souligne les circonstances qui se répètent.

Lorsque vous avez identifié l'aspect déclenchant, spatio-temporel, de cette allergie, passez à l'étape suivante.

ATCHOUM

Remarque

Si vous avez plusieurs allergies, traitez une seule allergie à la fois, en suivant toutes les étapes proposées. Ensuite, vous traiterez les allergies suivantes, une à chaque séance.

2. Association allergène, histoire personnelle

Maintenant que je connais mon allergène, j'affine ma recherche.

Cet allergène me renvoie peut-être à autre chose. Par exemple :

- un jeu de mot : cyprès = si près, si proche = conflit de séparation ; troène = trop de haine.

- homonyme : rose = prénom = décès de ma grand-mère qui s'appelait Rose = conflit de perte

- association d'idées = acariens[1] = lit = relation sexuelle = conflit sexuel

---

1. Il s'agit de petits animaux qui vivent dans les literies.

Il peut être nécessaire de préciser encore ma recherche :

Exemples :

- allergie au parfum

1. Quel parfum a été pour la première fois inacceptable ?

Le parfum de ma mère = conflit avec la mère

2. « Ange » (nom d'un parfum) = mon ami m'appelait toujours « mon ange » et il est parti brutalement = incident inacceptable.

- allergie au chocolat

Lequel ? Chocolat noir

Quelle marque ? Blick

D'où vient-il ? Suisse

Que s'est-il passé en relation avec ces termes ? Séparation de mes parents : l'un habite la Suisse, l'autre la France.

Comprenez bien que cette deuxième étape a pour objectif de clarifier la sous-tonalité de l'allergène, c'est-à-dire mes implications personnelles. Par exemple pour moi, Rose est en lien avec ma grand-mère. Pour d'autres avec le père, fleuriste. Dès que vous avez « fait parler » l'allergène, vous passez à l'étape suivante.

3. Origine dans le temps

Durant cette étape, je rentre dans mon ressenti biologique (je suis en contact avec toutes mes sensations corporelles, mes émotions, etc.).

« Depuis quand ai-je démarré ces symptômes reliés à ... (allergène) ? » Je laisse venir à moi l'âge, l'année, le mois et peut-être le jour.

4. Événements

Que s'est-il passé durant cette période, quel événement ai-je vécu dans l'isolement et le non-dit ?

Séparation, déménagement, rupture, décès, agression, accident... ?

J'identifie la nature du conflit dans lequel ma biologie est restée un peu « coincée ».

5. Non-dits

Maintenant, je réponds à ces questions en écrivant largement mes réponses, mes commentaires et tout ce qui me vient.

a. À cette époque, j'aurais aimé dire...

b. À ce moment-là, j'ai ressenti à l'intérieur de moi...

c. Durant cette période, j'ai vu...

d. Durant cette période, j'ai entendu...

e. Afin de ne pas être en conflit, j'ai préféré...

f. En fait, si je suis vraiment sincère avec moi-même, j'aurais préféré...

g. À ce moment-là, j'aurais eu besoin de...

Important : Prenez tout votre temps pour répondre à chaque question. N'hésitez pas à vous répéter plusieurs fois la même question comme pour vider un sac trop longtemps « oublié ». Des émotions peuvent surgir ; laissez-les sortir. Ce qui s'exprime à l'extérieur n'a plus besoin de s'imprimer à l'intérieur.

6. Réorganisation

Selon ce qui s'est passé dans la phase précédente, vous pouvez vous sentir groggy, bizarre ou avec la tête un peu lourde. C'est normal. Vous êtes en train de vous réorganiser au niveau cérébral. Vous êtes en convalescence. Quelquefois, les symptômes s'aggravent pour disparaître ensuite. Faites confiance à votre inconscient biologique.

Quelquefois, plusieurs séances sont nécessaires (refaire alors les étapes de 1 à 5).

7. En conclusion

Certaines allergies sont réelles (substance : poils, plume, etc.), d'autres symboliques (belle-mère...). Quoiqu'il en soit, elles ne sont que l'expression d'un trouble non compris. Par définition, l'ennemi que l'on regarde à l'extérieur de soi n'est que le reflet de notre inconscient biologique qui nous envoie le message : « attention danger ! ». En découvrant notre fonctionnement, cela nous permet de reprendre la responsabilité de notre propre histoire. Ne serait-ce pas une définition de notre liberté ?

ATCHOUM

Protocole Atchoum N° 2
Défaire un conflit de diagnostic

➤ Niveau de difficulté : tabouret

➤ Appartenance : verbal, visualisation

➤ Indications : maladie grave diagnostiquée sans explication

➤ Contre-indications : aucune

➤ Objectif : retrouver son pouvoir de choix au regard d'une évaluation qui a été donnée

➤ Conditions de réalisation : avec un thérapeute

➤ Temps nécessaire : 40 minutes

➤ Matériel : aucun

Introduction

Un diagnostic est une évaluation précise d'une situation, d'un état physique, émotionnel ou mental. Exemple : « C'est un cancer ; votre enfant est dyslexique ; vous n'êtes pas faits pour la vie de couple ; jamais vous n'aurez d'enfant... ».

En général, toutes les techniques thérapeutiques comportent des tests diagnostiques, une terminologie spécifique et des traitements de correction.

La médecine enseigne la façon d'établir un diagnostic en fonction de tableaux cliniques[1], bilans biologiques[2] et symptômes précis. Au regard de ces différents éléments, les médecins peuvent déterminer quels traitements prescrire.

En raison souvent du flux ininterrompu de patients qu'ils reçoivent au cours d'une journée de consultations, de nombreux médecins finissent par banaliser l'impact éventuellement créé sur leur patient lors de leur annonce d'un diagnostic. Parallèlement, beaucoup de patients vont consulter un médecin parce qu'ils veulent un diagnostic. « Qu'est-ce que j'ai docteur ? » « Est-ce que c'est grave ? »

---

1. Tableaux cliniques : il s'agit de l'ensemble des symptômes, signes physiques, que présente une femme ou un homme. Exemple : Mme X a des douleurs aux genoux, de la fièvre, elle est agitée et se plaint de migraines.

2. Bilans biologiques : il s'agit de l'ensemble des résultats obtenus en faisant des examens par observation du corps. Exemple : prise de sang, ponction.

Mais sortons un instant du strict contexte médical allopathique et intéressons-nous à d'autres domaines non exempts de conflits de diagnostic. À l'école par exemple : « Votre enfant est stupide ! » ou à la maison : « T'es pas capable de comprendre les maths ! ». Chez un homéopathe : « Votre terrain est la sycose révélatrice d'un reste de syphilis au niveau des générations passées ». En acupuncture : « Votre méridien du foie est épuisé ». En décodage : « Votre cancer des os provient de conflits de dévalorisation et si vous ne le lâchez pas, vous en mourrez. Personne ne peut rien faire pour vous ». Sans parler de consultations avec la voyante, l'astrologue, le spécialiste de la réincarnation...

Comme vous pouvez le constater, la palette des diagnostics peut se décliner très largement... Le protocole suivant est là pour vous aider à retrouver ce qu'on vous a imposé, un jour, sans prendre le temps de le clarifier précisément puis, bien sûr, de le traiter.

Étapes du protocole

1. « Rappelle-toi un moment précis où quelqu'un :
- t'a fait un diagnostic alors que tu n'étais pas d'accord.
- t'a imposé un diagnostic alors que tu n'étais pas d'accord.
- t'a imposé un jugement alors que tu n'étais pas d'accord.
- t'a fait une évaluation alors que tu n'étais pas d'accord.

2. Qu'est-ce que c'était ? (Déterminer la nature de l'événement)

3. Ou cela s'est-il passé ? (Description des lieux, de l'espace)

4. Quand cela s'est-il passé ? Temps aussi précis que possible :
- Période de l'année
- Saison
- Jour de la semaine
- Moment de la journée
- etc.

ATCHOUM

Après ces quatre premiers points, la personne devrait être à même de bien percevoir le moment précis. Si nécessaire, posez quelques questions complémentaires :

- Avec qui es-tu ?

- Comment es-tu habillé(e) ?

- Es-tu assis, debout ?...

- Si tu fermes les yeux, que vois-tu ? Qu'est-ce que tu entends ? Qu'est-ce qui bouge autour de toi ?

5. Quels sont tes ressentis, tes émotions à ce moment-là ? (Laisser émerger tout ce qui est en lien avec ce ressenti)

6. Que ressens-tu dans ton corps en laissant défiler ces images ou ces impressions ?

7. Quelle(s) croyance(s) en a (ont) résulté ?

Après ces sept premiers points, la personne est à même de naviguer dans son ressenti et a faire sortir le mal-être qui y était relié.

8. De quoi aurais-tu eu besoin à ce moment-là ?

- Qu'est-ce que tu aurais aimé dire ? Faire ? Avoir ?

- Qu'est-ce qui aurait été juste, au fond de toi ?

- Énonce librement, complètement, tes vérités, tes intuitions.

Maintenant, la personne doit se sentir plus libre et détendue.

9. Si elle n'arrive pas à lâcher complètement son conflit de diagnostic, lui demander :

- Y a-t-il un avantage à s'en remettre à l'autre et à s'éviter soi-même ?

- Y a-t-il un autre moment où tu as reçu un diagnostic qui t'a mis mal à l'aise ?

Si oui, refaire alors les étapes 2 à 8.

Astuce

Vous pouvez appliquer le même protocole avec des personnes qui se font des autodiagnostics, comme par exemple,

- des personnes ayant une profession médicale,

- ou paramédicale,

- les psychologues, psychothérapeutes,

- des personnes se percevant dans différentes hérédités familiales,

- celles qui vont chercher des renseignements dans des livres, sur Internet ou dans les cartes divinatoires.

Remarque

Quelquefois ce protocole va très vite et tout se dénoue avec les questions 5, 6 et 7.

ATCHOUM

Protocole Atchoum N° 3
Défaire un conflit de pronostic

➤ Niveau de difficulté : tabouret

➤ Appartenance : verbal, visualisation

➤ Indications : pronostic alarmant, futur contaminé par le virus d'une pensée négative

➤ Contre-indications : aucune

➤ Objectif : défaire une croyance faisant suite à un pronostic défavorable

➤ Conditions de réalisation : avec un thérapeute

➤ Temps nécessaire : 40 minutes.

➤ Matériel : aucun

Introduction

Un conflit de pronostic est une évaluation très précise faite par rapport au futur.

Dans le cadre de la santé, il s'agit souvent de l'annonce de l'aggravation d'une maladie dont l'issue est la mort, ou encore de l'annonce d'un handicap ou d'une limite irréversible.

Exemple :

« C'est le début de la maladie d'Alzheimer. »

« Pour la sexualité c'est fini. »

« Quels sont vos antécédents familiaux ?

— Cancer.

— Ah... Faites des dépistages très fréquents, il faut traiter tôt, même si vous n'avez rien d'apparent à ce jour... »

« À 45 ans vous allez démarrer une presbytie. »

« Vous êtes diabétique donc vous aurez des troubles de la vue et des troubles artériels. »

« Tous les cancers font chez tout le monde et toujours, tôt ou tard, des métastases. »

« On ne guérit jamais de la dépression. »

« La sclérose en plaques va toujours en s'aggravant. »

Le conflit généré est d'autant plus difficile qu'il enlève au temps futur toute notion d'espoir de guérison, d'imprévu, de liberté, de possible et y adjoint au contraire une certitude d'aggravation.

Pensez à l'impact des consultations avec un grand spécialiste maladroit dans les domaines de la voyance, astrologie, tarot, médium, consultations qui font des dégâts lorsque le sujet impressionnable, soumis, passif n'est plus en contact avec son esprit critique.

Étapes du protocole

1. Rappelle-toi un moment où quelqu'un :
   - t'a fait un pronostic alors que tu n'étais pas d'accord.
   - t'a imposé un pronostic alors que tu n'étais pas d'accord.
   - t'a décrit précisément ton futur alors que tu n'étais pas d'accord.
   - t'a décrit précisément un événement alors que tu n'étais pas d'accord

2. Qu'est-ce que c'était ? (Déterminer la nature de l'événement)

3. Ou cela s'est-il passé ? (Description des lieux, de l'espace)

4. Quand cela s'est-il passé ? Temps aussi précis que possible :
   - Période de l'année
   - Saison
   - Jour de la semaine
   - Moment de la journée, etc.

Après ces quatre premiers points, la personne devrait être à même de bien percevoir le moment précis. Si nécessaire, posez quelques questions complémentaires :
   - Avec qui es-tu ?
   - Comment es-tu habillé(e) ?
   - Es-tu assis, debout ?...

ATCHOUM

- Si tu fermes les yeux, que vois-tu ? Qu'est-ce que tu entends ?
Qu'est-ce qui bouge autour de toi ?

5. Quels sont tes ressentis, tes émotions à ce moment-là ? (Laisser émerger tout ce qui est en lien avec ce ressenti)

6. Que ressens-tu dans ton corps en laissant défiler ces images ou ces impressions ?

7. Quelle(s) croyance(s) en a (ont) résulté ?

Après ces premiers points, la personne est à même de naviguer dans son ressenti et a laissé sortir le mal-être qui y était relié.

8. À quoi cette prédiction correspond-elle pour toi ?

9. Quelle en est la conséquence ?

10. Si tu t'imagines dans x temps (selon la prédiction qui a été faite), que se passe-t-il pour toi ? Dans x temps plus 1 mois ? Plus six mois ? Plus un an ? Plus 10 ans ?

11. Quel pronostic serait plus juste pour toi maintenant ?
    - De quoi aurais-tu eu besoin à ce moment-là ?
    - Qu'est-ce que tu aurais aimé dire ? Faire ? Avoir ?
    Énonce librement, complètement, tes vérités, tes intuitions.

La personne doit maintenant se sentir plus libre et plus détendue.

12. Si elle n'arrive pas à complètement se libérer de son conflit de pronostic, lui demander :
- Est-ce qu'il y a eu un autre moment où tu as eu un pronostic avec lequel tu n'as pas été d'accord ?
Refaire alors les étapes 2 à 11.

Astuce

Vérifier les autopronostics autour d'éventuelles recherches d'informations que la personne a pu faire seule en fonction de ce qu'elle peut considérer comme une hérédité familiale, transgénérationnelle. Exemple : « C'est une fatalité ; ce qui a été sera ; c'est écrit dans les astres ».

Remarque

Quelquefois ce protocole va très vite et tout se dénoue avec les questions 5, 6 et 7.

ATCHOUM

Protocole Atchoum N° 4
Déblocage des cicatrices

➤ Difficulté : tabouret

➤ Appartenance : travail corporel

➤ Indication : cicatrice présente depuis plus de six mois

➤ Contre-indication : cicatrice trop récente

➤ Temps : 20-25 minutes

➤ Objectif : transformer sa sensibilité dans la zone cicatricielle choisie

➤ Condition de réalisation : commencer avec un thérapeute. Possibilité de continuer seul si la pratique est facile (cicatrice accessible)

Introduction

Suite à une opération chirurgicale, la trace laissée dans le corps sous forme de cicatrice peut poser un problème. Cette trace peut également créer ou exprimer un conflit.

Si tel est le cas, il est très facile de l'observer ; passer la main sur votre cicatrice... Quelle est votre impression première ? Si vous ne sentez aucune différence avec le reste du corps, c'est qu'il n'y a pas de mémoire résiduelle. Si par contre vous vous sentez irrité, ne supportant pas le contact d'un doigt sur cette zone, ou encore si votre sensibilité est différente voire absente, c'est le signe d'une mémoire conflictuelle.

Les étapes du protocole faites par le thérapeute

Repérez la cicatrice sur laquelle le patient veut travailler.

Déterminez les limites de la zone difficile. Cette partie sensible peut souvent être plus grande que la cicatrice elle-même.

Regardez la cicatrice : évaluez les différents aspects visuels : couleur, tonus...

Palpez et demandez au patient de dire là où la perception lui est la plus sensible, douloureuse, afin de faire comme une carte géographique délimitant les zones agréables et désagréables.

Recherchez avec un ou deux doigts un point légèrement douloureux situé autour de la cicatrice. Cela doit être supportable. Maintenez votre doigt sur la zone précise de la douleur, de la gêne, avec une pression suffisante et acceptable. On cherche la charnière entre acceptable et inacceptable, tout en faisant des pressions en aller-et-retour sur cette petite surface.

Maintenez votre doigt sur ce point douloureux. Attendez que la tension se relâche tout naturellement.

Faites d'autres points en tournant autour de la cicatrice. Au fur et à mesure que ces tensions périphériques seront libérées, le travail sur la cicatrice elle-même sera possible.

Recherchez et « libérez » des points douloureux sur la cicatrice.

Cherchez maintenant des points douloureux un peu plus profonds en appuyant avec délicatesse.

Remarque

Le travail sur une cicatrice peut prendre plusieurs séances. Chaque séance durera de 20 à 30 minutes. Durant les séances, des images, des sons, des impressions peuvent apparaître puis disparaître. Cela fait partie intégrante de ce travail de libération des mémoires cellulaires. Les praticiens coutumiers des pratiques corporelles seront à l'aise avec ce protocole.

ATCHOUM

Protocole Atchoum N° 5
Dialogue avec l'inconscient d'un organe

➤ Niveau de difficulté : fauteuil

➤ Appartenance : visualisation

➤ Indications : accéder à un ressenti organique, grossesse

➤ Contre-indications : aucune

➤ Objectif : se mettre en communication avec des espaces organiques internes

➤ Conditions de réalisation : avec un thérapeute

➤ Temps nécessaire : 20-30 minutes

➤ Matériel : aucun

Introduction

Cet outil est merveilleusement adapté à de nombreux types de situation. C'est un outil purement métaphorique. On l'utilise volontiers lorsque les personnes ont un problème organique, physique, émotionnel. Ce protocole permet d'accéder au ressenti profond d'un organe. Il permet de rétablir le dialogue de soi à soi. L'organe devient provisoirement une partie de soi que l'on apprend à découvrir, à reconnaître puis à reconnecter.

Étapes du protocole

1. **Définissez la partie du corps** avec laquelle la personne veut travailler.

Il peut s'agir d'un organe malade, douloureux ou tout simplement d'une zone d'attention particulière sur une partie du corps. Ex : la jambe droite, le poumon gauche.

2. **Exprimer le problème physique**

« J'ai un nodule au foie ». « J'ai une angine ». « J'ai une foulure du genou ». « J'ai un rhumatisme des doigts de la main droite ». « J'ai des migraines ». Etc.

Bien localiser dans le corps ce problème.

Si cela est possible, il est bon de le dessiner avec un doigt comme on dessinerait le pourtour d'un pays sur une carte.

Par exemple, pour le rhumatisme de la main, quelle partie des doigts ? Quel endroit très précisément ?

3. Choisir un support

Ça peut être une petite table, le sol, un caillou, un coussin recouvert d'un tissu, une tablette, un linge stérile. De quelle couleur, en quel matériau est ce support ? Toutes ces informations sont des descriptions sensorielles. En aucun cas, une réflexion, une appréciation personnelle, émotionnelle ou intellectuelle : « C'est joli, c'est laid, pourquoi cette image me vient, tiens ce linge me rappelle... », toutes ces réflexions sont à éviter, pas de commentaire, seulement de l'expérience sensorielle : le linge est rose, la table a trois pieds...

Bien évidemment, le sensoriel choisi ne l'est jamais par hasard. Mais on ne l'analyse pas. On le vit puis on transforme.

Posez la zone du corps à l'extérieur de vous, sur le support choisi : une table, un tabouret, un coussin ou tout autre emplacement de votre choix.

Ex : Je pose l'estomac sur un coussin bleu mis sur une petite table.

4. Demander à la personne de détailler sensoriellement.

Si la personne a une atteinte des cartilages des doigts, vous allez lui demander de vous dire ses caractéristiques : la couleur, la forme, la texture. « Est-ce que c'est plutôt caoutchouteux, ou plutôt dur. Est-ce lourd ? Ou léger ? Est-ce que le cartilage est plutôt jaune ? Plutôt gris ? »

Vous faites détailler sensoriellement le problème organique posé sur son support. La personne a posé sa main avec ses rhumatismes, ou son cerveau avec la migraine, ou son genou avec sa foulure..., sur le support. La personne visualise son problème, elle le détaille sensoriellement aussi complètement que possible. Décrire. Court-circuiter la raison, l'intelligence.

ATCHOUM

5. Dialogue avec l'organe

C'est comme si l'organe avait des petites oreilles et une petite bouche. On va lui poser des questions et c'est l'organe qui va répondre, pas le sujet. Celui-ci doit jouer le jeu, se laisser aller, comme le fait un enfant. Il écoute les réponses et les transmet au thérapeute.

Une fois que la forme est détaillée, vous demandez à la personne :
- Qu'est-ce que vous (le sujet) ressentez vis-à-vis de cet organe ?
- Depuis quand ?
- Quel est le rôle de l'organe ?
- Du symptôme ?
- Quelle est sa mission ?
- Quel est son sens ?
- Quelle est sa fonction ?
- Sa fonction positive.
- En quoi est-il utile ?
- Ou a-t-il été utile ?

C'est vous, thérapeute, qui suggérez la question au sujet. Et c'est le sujet qui pose la question à l'organe. Et l'organe répond au patient qui vous le répète.

La personne peut vous dire : « Eh bien, il dit que c'est pour que je sois sage » ; ou « pour que je sois en sécurité ». Etc.

Le thérapeute répète toutes ces questions aussi longtemps que viennent des réponses. Il observe les changements dans l'organe.

6. Message de l'organe

Demandez à l'organe :
- Qu'est-ce que cet organe ressent envers le sujet ?
- Quelle est son émotion ?
- Est-ce que cet organe (cet os...) a un message pour le sujet ?
- Est-ce qu'il a quelque chose à lui dire ?
- A-t-il une information pour lui ?
- Quel est son âge ?
- Son origine ?
- Est-ce utile de la connaître ?

La personne donne les réponses données par l'organe. Elle dit à voix haute : « Il me dit qu'il fallait que je ne fasse pas ceci ; ou que je fasse cela. »

Le thérapeute répète toutes ces questions tant que des réponses surgissent. Il observe les changements dans l'organe.

7. Besoin de l'organe

Ensuite, vous demandez au sujet :

- De quoi a besoin l'organe pour que le symptôme se transforme ?

- Pour changer ? Pour évoluer ? Pour bouger ?

- A-t-il besoin de dire quelque chose ? Quoi ? À qui ?

L'organe peut répondre, par exemple : « Il a besoin que je le repeigne en rouge ». « Il a besoin que je lui fasse un bisou. » « Il a besoin que je le lave tous les matins au savon. » « Il a besoin d'être sûr qu'à l'avenir je serai prudent. » Etc.

8. Que va-t-on mettre à la place ?

Il faut s'adapter au type de problème physique.

Si la personne a une masse, une tumeur, un kyste..., du « trop », la question peut être : « De quoi as-tu besoin pour partir ? ». Demander à la personne et non plus à l'organe, non plus au problème, ce qu'elle a envie de mettre maintenant à cet endroit-là. Là où il y avait une tumeur, il va y avoir un vide. Il y avait un problème et vous avez éliminé le problème. Que va-t-on mettre à la place ? Cela peut être un bouquet de tulipes, un soleil, un livre, une photo, la plage, une pierre. « Que décidez-vous ? » Et la personne va vous dire ce qu'elle va mettre. La tumeur est partie. Le problème est parti. Je mets quelque chose dans ce vide.

Si la pathologie est un trou, une lyse, un ulcère, une décalcification..., du « moins », la question alors sera : « De quoi as-tu besoin pour le combler ? ».

Transmettez-lui virtuellement tout ce dont il a besoin, jusqu'à ce qu'il soit pleinement satisfait.

Répétez toutes ces questions aussi longtemps que nécessaire. Observez les changements dans l'organe.

ATCHOUM

9. Contrat

Il y a ensuite un contrat avec l'inconscient qui se fait. « Je m'engage à être prudent, à être gentil, à le laver... ». Et l'organe s'engage dans le contrat également, il va pouvoir changer.

10. Vérifications

Vous demandez à la personne si tout est Ok. Accepte-t-elle de reprendre son organe et de le remettre à l'intérieur d'elle ? Est-ce que c'est correct ? Est-ce que tout va bien ? La personne ressent et répond.

Et une dernière vérification est utile, que l'on exprime par cette question importante : « Est-ce que l'organe a donné tous les messages ? »

11. Écologie systémique

Je réintègre l'organe ou la partie à l'intérieur en m'assurant que cela se fait en harmonie avec les autres parties du corps.

Si une partie n'accepte pas la réintégration de l'organe, refaire les questions sur cette partie.

12. Quelle différence en terme de sensation ?

La personne a remis l'organe à l'intérieur et compare : elle se sent mieux, pareille, pire ? Si la personne se sent mal, s'il y a une gêne, on recommence l'exercice. On place ce qui vient sur un support et on reprend ce protocole afin de recycler et interroger la gêne.

13. Remerciements

Pour terminer, le patient remercie l'organe de ce qui vient d'être accompli. C'est fondamental de terminer ainsi. C'est juste. C'est dans l'ordre des choses. Car il va s'installer une complicité. La personne va plus facilement, la fois d'après, pouvoir dialoguer avec son inconscient. L'inconscient et le conscient vont ainsi pouvoir s'aider mutuellement.

Variante

Après avoir plusieurs fois pratiqué ce protocole, il est possible d'y inclure :

« À qui appartiens-tu ? »

Déterminer la proportion qui appartient à la personne et celle qui appartient à un ancêtre.

Refaire les étapes.

Épilogue

Blanche-Neige relit ses notes. À chaque fin de consultation, sur son carnet de bord, elle écrit à chaud tout ce qu'elle vient de vivre.

Aujourd'hui, elle est dans la salle d'attente de Timide et il semble avoir du retard, alors elle reprend toutes ses découvertes, toutes ses confidences. Elle retrouve la consultation durant laquelle elle trouva la cause de son allergie aux plumes. Elle pleura tellement qu'elle crut se noyer :

« Aujourd'hui, j'ai travaillé sur mes allergies aux plumes. Je connaissais bien cette histoire de canards et de poules. Je m'amusais avec eux, et c'était bien plus intéressant que de faire ses devoirs ! Un jour on m'obligea à les manger. Je connaissais cette histoire mais j'avais oublié combien je m'étais sentie coupable de leur mort. Si j'avais travaillé mes leçons, on ne les aurait pas tués !

C'est curieux comme je me sens légère d'avoir pu en parler. Les faits sont les mêmes et en même temps tout a changé ! »

Blanche-Neige tourne la page de son carnet et continue sa lecture :

« Je ne savais pas. Non. J'ignorai que les phrases ont la vie longue et résistent à l'usure du temps. Certaines survivent à ceux qui les prononcèrent.

Aujourd'hui, c'est Grand-mère qui est montée sur scène chez Atchoum. Je l'ai entendue me dire une phrase criminelle : « Quand on est allergique, c'est pour la vie, comme la paresse ! » Ça m'avait fait mal et je l'avais crue. Aujourd'hui j'ai fait le protocole sur le

ATCHOUM

pronostic, et je me moque bien de ce qu'elle a dit. Elle, c'est elle ; et moi, c'est moi ! »

Et ailleurs sur son carnet :

« *Monsieur Atchoum m'a fait poser ma fatigue. Je l'ai vu se traîner sur un lit, celui de mon Grand-père qui est mort au travail. Ma fatigue ressemblait à du coton gris, sans forme. Dedans il y avait le mot paresse. Je l'ai écouté avec tant d'amour qu'il s'est transformé en Caresse – puis CarrOsse – carotte – marotte – marmotte rigolote et marmite bouillonnante. J'ai plein d'énergie aujourd'hui !!!!* »

Notes personnelles :

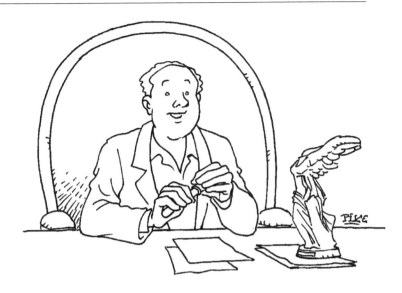

2. TIMIDE

Prologue

Sur les murs de la salle d'attente de Timide, deux photos d'un temple zen, un gros plan sur un gravier, une vue d'avion au-dessus d'une montagne.

Ayant du temps libre, Blanche-Neige écrit maintenant dans son carnet de bord les mots suivants :

« *Que vais-je dire à M. Timide ? J'ai peur de le déranger. Il y a des malades qui sont plus atteints que moi. J'ai l'impression de prendre leur place. Je ne me sens pas si mal que ça. J'ai envie de tout annuler.* »

L'écriture s'arrête sur ces mots, car la porte s'est ouverte, très discrètement. Timide silencieusement la guide vers son bureau à l'ambiance feutrée.

« Blanche-Neige, je t'écoute...

— Je ne sais pas par quoi commencer. Ça va pas mal.

— Oui et que se passe-t-il, là, en ce moment ?

Bah, je vais bien, sauf que j'ai l'impression de voler votre temps, de vous gêner... »

Et une heure plus tard, Blanche parle de cette scène dans la cour de récréation où, à douze ans, elle se sentait de trop. Pas de hasard. Elle vit dans la salle d'attente ce qu'elle doit travailler tout de suite après. Et Timide lui fait expérimenter séance après séance le charme de chacun de ses protocoles...

Questionnaire sur la qualité de mes relations

Dans les questions suivantes, vous mettrez votre attention sur les personnes de votre entourage, présent et passé. Celles-ci peuvent être vivantes, décédées, présentes ou absentes. Vous allez évaluer la qualité relationnelle qui existe entre elles et vous. Pour ce faire, attribuez une note entre 0 (la plus mauvaise note) et 10 (la meilleure). Pour des relations qui remontent à votre enfance, soyez vigilant et différenciez votre évaluation d'aujourd'hui en tant qu'adulte de votre évaluation d'enfant. Faire les deux. Souvent, on évalue de façon plus pertinente lorsqu'on est enfant, alors qu'une fois adulte on a appris à s'adapter et on gère avec « raison » son mal-être relationnel. Dans vos réponses, si la personne concernée porte un diminutif particulier, employez-le.

Prenez votre temps mais ne réfléchissez pas trop non plus, soyez spontané et honnête dans la note que vous écrivez. Vis-à-vis de certaines personnes, vous vous sentirez neutre (rien à en dire), pour d'autres (vos alliés, vos ressources, vos co-dépendances !), vous aurez une impression très positive. Pour d'autres enfin, vous sentirez que la qualité relationnelle est fluctuante selon les circonstances (difficile de mettre une note).

Une fois ce bilan fait, il vous sera plus aisé de choisir la personne adéquate dans la relation que vous voulez faire évoluer.

Pour chacune des personnes choisies, vous pouvez donner une note et un qualificatif. 0 = mauvaise relation ; 10 = excellente relation.

Exemple

Comment évaluez-vous votre qualité relationnelle avec :

... votre mère ? (écrivez le diminutif employé : maman, mère, mum', mamoune...)

... votre père ? (écrivez le diminutif employé : papa, papou, pop, père...)

... chacun de vos frères et sœurs ?

... chacun des autres membres de votre famille ? (grand-mère, oncle, tante...)

... votre mari/femme/partenaire ?

... chacun de vos enfants ?

... vos ex ?

... votre belle-mère ?

... votre beau-père ?

... vos collègues de travail ?

... vos amis ?

... d'autres personnes ?

TIMIDE

Protocole Timide N° 1
Clarifier une relation difficile

➤ Niveau de difficulté : tabouret

➤ Appartenance : position de perception

➤ Indications : difficultés relationnelles, timidité, toutes sensations émotionnelles difficiles face à quelqu'un

➤ Contre-indications : aucune

➤ Objectif : exprimer à l'extérieur ce que l'on ressent à l'intérieur de son corps

➤ Conditions de réalisation : avec un thérapeute

➤ Temps nécessaire : 40 minutes. environ

➤ Matériel : trois chaises

Introduction

Grâce à ce protocole, vous allez vivre une situation d'un point de vue inhabituel : le point de vue de l'autre, ainsi que celui du médiateur ou du thérapeute.

Étapes du protocole

Trois chaises sont installées : une pour le patient, une autre pour le thérapeute et une troisième, vide. Le patient choisit une personne avec qui il éprouve des difficultés.

1. Il l'imagine assise sur la chaise vide.

Le patient peut se rappeler un moment précis avec cette personne. C'était quand ? Où ?

Le patient est dans la scène, associé, acteur. Il fait face à son interlocuteur qui se trouve maintenant dans la direction de la chaise vide. Tous deux doivent avoir les mêmes postures que lors de la scène conflictuelle.

« Tu exprimes toutes tes revendications, tes souffrances, tes désirs, à cette personne ».

2. Repérez le langage du corps. Faites en sorte que la personne parle avec tout son corps. Sa posture doit évoluer, se transformer.

3. Faites répéter le mouvement (taper, donner des coups de pied...), l'amplifier jusqu'à ce qu'il y ait un changement dans le corps.

La personne change maintenant d'espace. « Tu sors de toi-même et tu te mets en contact avec la réalité de cette personne ; tout ce que tu vas ressentir est ce que ressent cette personne. Mets-toi dans sa posture et exprime au thérapeute tous les ressentis, les émotions et les expériences intérieures. » Puis refaire les points 2 et 3.

Refaire autant de passages que nécessaire afin d'atteindre la transformation souhaitée

Toujours faire finir la séance, le patient étant sur sa propre chaise.

Note

Si la personne est bloquée et n'arrive pas à prendre la place de l'autre, lui demander juste de se rapprocher de lui/d'elle, se mettre un peu en contact, se retirer, puis se remettre en contact, se retirer. « Qu'est-ce que cela te fait ? »

Facultatif

Il peut être intéressant de faire passer le patient par la chaise et la posture du thérapeute. Il peut ainsi être amené à donner un conseil à l'un ou à l'autre, de façon à casser l'aspect duel du problème.

Remarque

Il est important de bien vider le ressenti avant de changer de chaise. Prenez votre temps, étape après chaque étape. Si le patient se met à parler de lui alors qu'il est assis sur la chaise de l'autre, interrompez-le doucement et faites-le alors revenir sur sa propre chaise.

TIMIDE

Protocole Timide N° 2
Rompre des liens

➤ Niveau de difficulté : fauteuil

➤ Appartenance : visualisation

➤ Objectif : s'autoriser à défaire des liens limitants et inconscients

➤ Indications :

   o   Difficultés à se séparer d'une personne ou d'un objet

   o   Difficulté à faire le deuil

   o   Fusion à un parent ou à un enfant

➤ Contre-indications : difficulté à visualiser

➤ Conditions de réalisation : en premier lieu, avec un thérapeute

➤ Temps nécessaire : 30 à 40 minutes

➤ Matériel : aucun

Introduction

Deux tendances se distinguent dans nos relations ; la solitude ou
l'envahissement. De façon générale, l'envahissement prend racine
dans une solitude mal vécue dans le passé. Réciproquement, le fait
de se retrouver seul tire généralement sa source d'un envahissement
passé.

En rompant symboliquement des liens virtuels avec une personne
ou un objet, cela nous permet de retrouver une place plus juste dans
notre façon de nous relier à cette personne ou objet. Certaines personnes ont parfois peur de rompre les liens pensant qu'elles « per-
dront » par là même leur amour. En fait, il ne s'agit pas de cela,
mais plutôt d'arrêter les projections compulsives sur cette personne
ou cet objet. C'est tout.

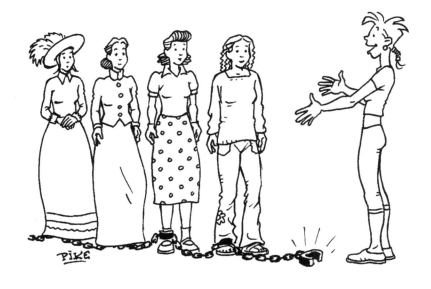

Étapes du protocole

1. Déterminez une personne ou un objet avec lequel vous voulez rompre le ou les liens.

2. Trouvez un souvenir précis avec cette personne ou cet objet, une scène vécue avec une émotion difficile, très nette, et consciente.

3. Extériorisez ce lien entre vous et la personne ou l'objet devant vous. Puis posez-vous ces questions :

- Quelle est la nature de ce lien ? (fil, corde, chaîne...)

- Localisez l'attache de ce(s) lien(s) sur votre corps et le sien.

4. Posez-vous la question : « En quoi ces liens ont été importants à maintenir jusqu'à maintenant ? »

5. Défaire les liens en utilisant si nécessaire des éléments de visualisation extérieurs (le feu, des outils coupants, de la chirurgie...). Visualisez ce qui est nécessaire jusqu'à pleine satisfaction. Cautérisez pour ne pas avoir de perte d'énergie.

6. Repensez de nouveau au souvenir du point deux et ressentez ce qui a changé.

7. Imaginez un moment partagé avec cette personne ou cet objet, mais cette fois-ci dans le futur. Quelle est votre nouvelle expérience intérieure ?

TIMIDE

Remarques

Ce protocole peut se coupler à l'exercice de la ligne de temps.

Si la visualisation est délicate, laissez libre cours à vos deux mains pour leur permettre de faire tous les gestes aidant cette libération.

Si des liens résistent vraiment, demander : « En quoi est-ce important que ces liens résistent ? »

Protocole Timide N° 3
Rester paisible face aux émotions d'autrui

➤ Niveau de difficulté : tabouret

➤ Appartenance : visualisation, présence spatiale

➤ Indications : difficulté à faire face aux émotions exprimées par un tiers

➤ Contre-indication : difficultés à visualiser

➤ Objectif : accepter des émotions difficiles perçues chez autrui

➤ Conditions de réalisation : avec un thérapeute

➤ Temps nécessaire : 30 à 40 minutes

➤ Matériel : aucun

Présentation

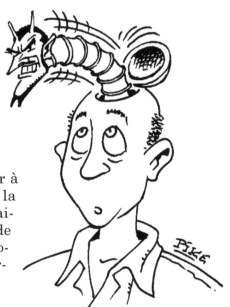

Souvent, nous sommes gênés, mal à l'aise, démunis, terrorisés..., lorsque nous nous trouvons face à un proche ou un inconnu qui exprime ses émotions telles que colère, souffrance, tristesse, etc.

Il existe différentes façons de réagir à cela ; entre être agressif ou prendre la fuite, le résultat n'est jamais satisfaisant. Alors comment acquérir l'attitude souhaitée ? C'est ce que propose ce protocole, s'appuyant sur plusieurs observations.

1. Tout d'abord ce qui me gêne chez autrui se trouve en moi ! Et c'est bien la raison pour laquelle nous sommes gênés. Nous refusons de voir notre colère, tristesse, plainte..., et nous voulons tant la gommer que la trouver à l'extérieur, nous donne envie de... fuir par exemple.

2. Ensuite toute émotion ne pose problème que pour une seule raison : elle est figée. Et en guérir revient à y remettre du mouvement. En amenant du changement en celle-ci, elle ne peut qu'évoluer et devenir ressource.

TIMIDE

Vous n'êtes pas obligés de me croire avant d'avoir expérimenté ce qui suit.

Étapes du protocole

Trouvez une situation durant laquelle vous vous êtes senti mal à l'aise lorsque quelqu'un exprimait une émotion désagréable. Choisissez une situation récente ou un souvenir de relation qui vous fait mal lorsque vous y repensez.

Ex : « Je suis face à mon voisin qui exprime sa colère, il hurle... et je me sens mal, j'ai envie de fuir ».

Décrivez la situation difficile. Verbalisez les sensations, le ressenti, votre émotion. « Que ressens-tu face à cette personne en colère ? »

Symbolisez cette émotion :

« Si cette émotion était une chose, de quoi s'agirait-il ? (exemple : d'une braise)

De quelle couleur ? (rouge et noir).

De quelle forme ? (carré et piquant)

De quelle texture ? ...

Localisez cette « chose » (la création découverte précédemment) dans l'espace. (Exemple : à 3 m de moi, vers le haut, légèrement à droite.)

Visualisez cet hologramme.

Entrez dans cet hologramme, dans cet espace émotionnel. Devenez l'émotion (ex : la colère), ressentez cet espace de l'intérieur. Acceptez de rentrer en contact avec ce qui a été réprimé.

Laissez mûrir cette expérience à l'intérieur de votre corps. Le corps sait parfaitement les choses.

Ex : « Je te propose de rentrer dans cette braise, de devenir cette braise noire et rouge. »

L'émotion qui me gêne chez l'autre se situe aussi, le plus souvent, également en moi ; mais elle est cachée, refoulée. Elle n'est pas exprimée.

Prenez la position corporelle adaptée à cette émotion, à ce ressenti. Vos bras, jambes, tronc, doivent se déplacer comme un danseur. Sculptez dans l'espace l'expression de cette émotion (exemple : debout les bras vers le ciel, les pieds écartés ou recroquevillés). Laissez faire votre corps.

Puis accompagnez l'émotion, les sensations. Laissez-les évoluer, se transformer afin de les libérer. Continuez jusqu'à la fluidification complète et au recyclage de l'énergie émotionnelle.

Exprimez les nouvelles sensations, perceptions et transformations ressenties.

Puis vous répondez à cette question : « Comment est-ce maintenant lorsque je repense à la personne qui me gênait ? ».

Remarques

Si l'espace émotionnel est intolérable, on peut s'approcher de l'hologramme, y entrer un peu, progressivement ou partiellement puis en sortir. L'objectif est de remettre en mouvement l'émotion.

Il peut être utile de refaire les étapes pour recycler toutes les informations.

Plusieurs ressentis peuvent apparaître dans une même expérience.

TIMIDE

Protocole Timide N° 4
Le Phœnix dans la poche

➤ Niveau de difficulté : tabouret

➤ Indications : tout type de problème

➤ Contre-indications : grandes souffrances morales

➤ Objectif : découvrir sa blessure et la transformer

➤ Conditions de réalisation : à 2

➤ Temps nécessaire : 30 minutes

Introduction

L'idée de ce protocole est d'aller chercher des blessures qui peuvent être présentes en nous, même si nous allons bien. Son objectif est également de nous permettre de travailler sur des façons d'être instinctives et des façons de réagir en situations de stress. Vous êtes invité ici à transformer l'univers réel en univers onirique.

Étapes du protocole

J'imagine un animal blessé dans mon environnement proche. Je ne sais pas encore où il est. Je le cherche.

Note : il est préférable de définir un espace précis dans lequel le chercher. Par exemple, *dans cette pièce* ou *entre ici et là*.

Je décris cet animal, la nature de sa blessure, sa position au sol.

Je prends la même position que lui. Je ressens la totalité de mon corps dans cette position d'animal blessé. Je joins ma respiration en adéquation avec ce que je ressens (souvent superficielle et saccadée).

Progressivement, je vais me transformer, me guérir. Je visualise ou je fais tout ce qui me paraît important pour accéder à ma guérison et me tirer d'affaire.

Je réalise que cette guérison me permet d'accéder à de nouvelles capacités.

Grâce à cela, je ... (Compléter cette phrase).

Je laisse l'animal que je suis se transformer, se doter d'aptitudes nouvelles réelles ou imaginaires (par ex. un chien très grand et qui sait voler).

Je représente cette transformation en un symbole que je dessine et que je garde dans ma poche.

Épilogue

Blanche-Neige sort de chez Timide.

En effet, Timide part en vacances pour une grande ville et là il compte visiter tous les musées qu'il pourra collectionner. Jadis il aurait fui tout cela, expliqua Timide un jour à Blanche-Neige. Sur une île déserte, il aurait coulé des heures paisibles de rêverie. Dans la fuite. L'évitement total. Maintenant il en est tout autrement. Grâce à un travail personnel, il a appris à changer son comportement et à s'affirmer. Il a pu permettre à Blanche de faire de même. Et elle repense à cette scène dans la cour d'école où elle se sentait observée, jugée, dévalorisée par chaque enfant. Elle ne se sent plus agressée par les autres, par leurs regards ou leurs pensées.

Elle n'a plus à s'effacer, car elle ne se sent plus agressée par l'autre, c'est-à-dire par elle-même. En effet, « l'autre c'est Moi ! Lorsque je lui reproche sa colère, c'est la mienne que je refuse », a-t-elle appris avec les nouveaux protocoles de Timide. Réconciliée avec elle-même, elle est en paix avec tous !

Un nouveau rendez-vous vient d'être pris chez Grincheux.

Que va-t-elle découvrir chez Grincheux ? Ses expériences de séparation, d'abandon, la mise de côté par ses camarades, par son père ? En réalité puisque l'autre c'est elle, cela revient à dire que... Quand je crois être séparée de l'autre, c'est de moi que je suis séparée ! Mais patience, pour l'heure elle laisse son cerveau s'organiser autour des nouvelles expériences faites chez Timide.

TIMIDE

Notes personnelles :

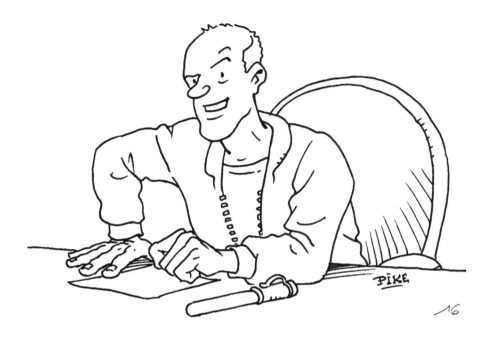

3. GRINCHEUX

Prologue

Trois semaines passent et la voici chez Grincheux. Il revient d'un séminaire où il a usé beaucoup de papier ! D'ailleurs dans son bureau, Blanche-Neige remarque crayons de couleur, objets de toutes sortes, poupées de chiffon, et, déjà il lui demande de dessiner son objectif.

« Vous voulez dire que j'écrive mon objectif sur une feuille de papier ?

— Non, dessine-le !

— Mais comment dessiner « guérir de mon vitiligo » ?

— En prenant une feuille, en la posant devant toi, en tenant un crayon de ton choix et en laissant la mine libre de courir ou de marcher sur ta feuille... »

Questionnaire sur mes réactions

Il est difficile d'observer et *a fortiori* normal de changer tout seul ses comportements, car ceux-ci sont plus aisément révélés par l'autre dans ce qu'il nous renvoie. Lorsqu'un comportement est ainsi dévoilé, mis au jour de soi-même, il peut être tentant de le balayer d'un revers de la main avec un : « Si ça ne lui plaît pas, tant pis pour lui ! ». Mais si notre histoire a été parsemée d'échecs, notre réaction se tournera plutôt vers l'introversion : « Je suis trop nul(le), je n'y arriverai jamais ».

Bien entendu, entre ces deux extrêmes, entre rejet et culpabilité, il existe de multiples possibilités.

Voici deux questionnaires dont le but est de mettre encore plus de conscience dans votre corps et de vous donner plus de choix.

Première partie du protocole

1. Je vous invite à terminer les phrases suivantes en vous concentrant sur vos comportements :

- Si je suis en difficulté avec un homme, je...
- Si j'admire une femme, je...
- Quand je suis en colère, je...
- Si je suis triste, je...
- Si quelqu'un n'a pas fait ce qu'il m'avait promis, je...
- Si je suis en difficulté avec une femme, je...
- Si j'admire un homme, je...
- Quand je suis jaloux (se), je...
- Lorsque quelqu'un me fait un reproche, je...

D'une même cause peuvent résulter plusieurs réactions alors laissez-vous écrire TOUT ce qui vient, sans censure, sans tri.

2. Évaluez maintenant vos réponses. Notez en fonction de ce qui vous paraît juste, de 0 à 10 ; 0 correspondra à une réaction que vous estimez vraiment exagérée, alors que 10 validera une réaction que vous jugez adaptée à la circonstance.

Seconde partie du protocole

1. Interrogez les personnes de votre entourage à propos de vous et demandez-leur quels sont les comportements qui vous caractérisent le plus :
- Obstiné
- Ne prend jamais de décision
- Têtu
- Colérique
- Parle tout le temps
- N'écoute pas
- Boudeur
- Charmeur
- Compulsif
- Avec des préjugés
- Décourageant
- Étroit d'esprit
- Forcené du travail
- Tendu
- Menteur
- Obsédé
- Gêné
- Égocentrique
- Désordonné
- ...

2. Interrogez-vous maintenant sur ce que vous supportez le moins chez les autres... En utilisant la même liste. Faites le lien entre ce que l'on vous reproche et ce que vous reprochez aux autres.

GRINCHEUX

Protocole Grincheux N° 1
La Boulette ou comment révéler
et transformer nos relations

➤ Niveau de difficulté : fauteuil

➤ Appartenance : symbolique

➤ Indications : toutes sortes de difficultés relationnelles, avec des personnes, des germes, des insectes, de la nourriture...

➤ Contre-indications : aucune

➤ Objectif : libérer son ressenti sans devoir accéder à son histoire passée

➤ Conditions de réalisation : avec un thérapeute, puis seul, lorsque l'aisance permise par l'habitude commence à être naturelle

➤ Temps nécessaire : 40 minutes

➤ Matériel : papier et crayon

Introduction

Ce protocole permet de résoudre toutes sortes de blocages physiques, psychiques ou émotionnels.

Étapes du protocole

Choisir la relation difficile que l'on souhaite améliorer. Exemple : une personne avec laquelle on se sent mal, qui nous déplaît, ou un animal, un objet, un allergène, une activité hautement conflictuelle : « x ».

Prendre une feuille de papier lignée ou blanche. Écrire en grand caractère sur la feuille : le nom de cette personne, animal, etc., ou ses initiales, symbole, etc.

Écrire à nouveau, à plusieurs reprises, ce « nom », de la main droite et de la main gauche, des deux côtés de la feuille, en gros, en petit...

Faire une boulette avec cette feuille.

Approchez la boulette de la bouche. Observez ce qui se passe. Éloignez et rapprochez la boulette de la bouche alternativement. Observez ce qui se passe en vous. Faites ces gestes jusqu'à ce que vous vous sentiez à l'aise avec la boulette près de votre bouche. Si le malaise est très important, parlez-en avec quelqu'un.

Passez la boulette sur votre corps et demeurez aux endroits où votre corps réagit par des émotions, jusqu'à ce qu'il n'y ait plus de réaction dans cet endroit, puis changez d'endroit. Si besoin est, parlez avec quelqu'un de votre ressenti jusqu'à transformation de celui-ci, et cela à chaque étape du protocole.

Asseyez-vous sur la boulette : observez.

Placez la boulette sous chaque pied : observez.

Replacez la boulette devant votre bouche : si « x » est une personne, qu'est-ce que je veux dire à « x » ? Et je le lui dis ! S'il s'agit d'un animal, d'un plat, etc., je fais comme si c'était une personne.

Qu'est-ce que je voudrais faire à « x » ? Je le fais à la boulette !

De quoi « x » a vraiment besoin pour se mettre en mouvement ? Si elle a besoin de se faire brasser, je brasse la boulette dans les airs, etc.

Je me laisse percevoir de quoi « x » a vraiment besoin pour se connecter à « elle »-même.

Je symbolise ce qui est nécessaire selon moi pour une profonde transformation chez « x ». Je connecte cette « qualité » avec mon intérieur.

Je repasse ensuite la boulette sur mon corps avec cette « qualité » intégrée.

Je replace la boulette devant ma bouche : Je dis à la boulette ce que je veux dire à « x ».

J'écris mon impression suite à cette expérience.

Je garde un petit morceau de la boulette et je dispose du reste de la boulette selon mon ressenti : Qu'est-ce que je veux faire avec ? La jeter, l'immerger, la brûler... Je le fais dès que cela est possible.

Le petit morceau restant est un témoin du vécu de ma journée, je le laisse disparaître naturellement.

Remarque

Ce protocole nous fait toucher du doigt qu'il y a deux réalités con-
flictuelles. Soit de refuser que quelque chose ou que quelqu'un s'approche de nous, soit de ne pas pouvoir se débarrasser d'un sentiment
à l'intérieur de nous.

> # Protocole Grincheux N° 2
> # Défaire l'histoire d'une difficulté

➤ Niveau de difficulté : tabouret

➤ Appartenance : ligne de temps

➤ Indications : émotionnel

➤ Contre-indications : état dépressif, mal-être trop important

➤ Conditions : avec un thérapeute

➤ Objectif : défaire des conflits à la source, dans un temps et un espace précis

➤ Temps nécessaire : de 1 heure à 1 heure 30

➤ Matériel : petits objets pour marquer la ligne de temps

➤ Pré-requis : avoir fait des lignes de temps sur des ressentis agréables

Introduction

La ligne de temps nous permet de voyager dans un espace virtuel, qu'il soit agréable ou conflictuel. Le fait de déplacer le corps dans le passé de façon symbolique permet d'accéder à un événement programmant ou structurant de sa propre histoire.

Étapes du protocole

Imaginez sur le sol une ligne virtuelle allant de sa conception à aujourd'hui.

Localisez en vous le ressenti sur lequel vous voulez travailler (exemple : perception interne de la peur de mourir sous forme d'un *tremblement dans le ventre*).

GRINCHEUX

Pour localiser le premier moment dans votre vie où vous avez eu ce ressenti, vous vous mettez sur la ligne de temps, au sol, sur le point « aujourd'hui, et vous reculez vers le passé jusqu'à contacter cette sensation première. Si vous allez trop loin sur la ligne de temps la sensation disparaîtra.

Contactez la charnière entre l'absence de sensation et le début de sensation.

Installez-vous dans cette charnière et laissez-vous parcourir par : votre ressenti, les émotions, les images, les sensations diverses, les douleurs, les couleurs... exprimez tout ce qui vient.

Si nécessaire, posez ces trois questions APRÈS avoir vécu et vidé le contenu émotionnel de l'événement :

- De quoi auriez-vous eu besoin à ce moment-là ? Laissez-vous répondre autant que nécessaire.

- Quelle croyance cet événement a-t-il engendrée dans votre vie ? Laissez-vous répondre autant que nécessaire.

- Avez-vous une partie de votre corps qui mémorise encore cet événement ? Si oui, laquelle ? Laissez cette partie s'exprimer autant que nécessaire jusqu'à ce que son contenu s'efface et lâche prise.

Avancez et revenez progressivement jusqu'au temps présent en sentant les modifications dans votre corps.

Vérifiez le ressenti sur lequel vous venez de travailler (comme par exemple la peur de mourir) ; vérifiez sur le moment présent de la ligne du temps.

Faites maintenant un pas en avant pour installer votre ressenti de bien-être dans le futur.

Remarque

Ce protocole est très puissant. Beaucoup de personnes sont étonnées d'arriver à extraire autant de détails de leurs souvenirs. Créer une ligne de temps virtuelle facilite grandement l'accès à son inconscient.

Protocole Grincheux N° 3
Débloquer une douleur physique

➤ Niveau de difficulté : tabouret

➤ Appartenance : visualisation, recherche intérieure

➤ Indications : toutes sortes de douleurs physiques ou morales

➤ Objectif : diminuer ou éliminer une douleur physique

➤ Contre-indications : douleurs trop insupportables ou qui s'aggravent lorsqu'on y pense

➤ Conditions : de préférence, avec un thérapeute

➤ Temps nécessaire : 30-40 minutes

➤ Matériel : rien

Introduction

Ce protocole fonctionne parfois de façon miraculeuse. Il part du principe que ce qui est insupportable pour le cerveau, c'est l'absence de référence !!

Mettre en mots sa douleur, en la situant sur une échelle d'importance, est déjà très guérissant en soi. Il faudra aider le patient à décrire exactement ce qui se passe. La description se transformera tout au long de la séance. Dirigez le patient vers son ressenti. Utilisez les caractéristiques suivantes afin de mieux décrire les sensations.

Douleurs :

- Battante
- Décharge électrique
- En éclair
- Coups de marteau
- Piqûre
- Coup de poignard
- Pincement
- Serrement
- Compression
- Écrasement
- En étau
- Broiement

- Étirement
- Déchirure
- Torsion
- Arrachement
- Chaleur
- Brûlure
- Froid
- Fourmillement
- Démangeaison
- Engourdissement
- Lourdeur
- ...

GRINCHEUX

Étapes du protocole

- Où se trouve votre douleur ?
- Quand est-elle apparue pour la première fois ?
- Demandez au patient de décrire cette douleur : « C'est comme... »
- Quelle est sa forme ?
- Quelle est sa couleur ?
- Quelle est sa densité ?

Une description précise et exacte permettra de conduire au conflit précis et exact.

- Qu'est-ce qui aggrave cette douleur ? (c'est ce qui déclenche le conflit)
- Qu'est-ce qui améliore cette douleur ? (c'est ce qui éloigne du conflit)
- Définir une échelle d'intensité allant de 0 (absence de douleur) à 10 (insupportable). Cette échelle va permettre d'évaluer les changements de perception que le patient a de sa douleur.

S'il y a persistance de la douleur, c'est qu'il y a présence d'un Biochoc programmant plus ancien. Auquel cas, il faut défaire l'impact émotionnel. Demandez alors :

- Avez-vous déjà eu un choc qui ressemble à ces sensations de douleur ?
- Si oui, quand était-ce ?
- Où était-ce ?
- Que s'est-il passé ?
- Qu'avez-vous ressenti à ce moment-là ?
- Qui était avec vous ?
- ...

Continuez jusqu'à ce que le ressenti émotionnel et la douleur diminuent.

Remarque

S'il s'agit de douleurs de règles, rajouter entre les étapes 2 et 3 :
« À quel moment du cycle ? À quoi correspond ce moment pour vous ?
Quelle est votre relation à l'autorité ? Quel souvenir avez-vous de
vos premières règles ? »

GRINCHEUX

Protocole Grincheux N° 4
Guérison par le dessin

➤ Niveau de difficulté : fauteuil

➤ Appartenance : dessin

➤ Indications : tout type de difficultés

➤ Contre-indications : aucune

➤ Conditions : seul ou avec un thérapeute

➤ Temps nécessaire : 15 à 20 minutes.

➤ Matériel : feuilles de dessin ou tableau blanc, crayons, feutres

Introduction

De tous temps, l'art a permis à de nombreux artistes et créateurs d'extérioriser leurs conflits bio-psycho-généalogiques. L'Art-Thérapie bénéficie aujourd'hui d'une reconnaissance réelle ; elle permet de faire émerger des informations par un biais autre que l'expression verbale.

Les objectifs définis en début de séance, avant que le dessin ne soit élaboré, peuvent varier ; ils permettent d'aborder des aspects différents de soi-même ; aspects qui peuvent être biologiques, émotionnels, relationnels, familiaux, spirituels...

Le dessin révèle des éléments inconscients de l'individu ; observer et comprendre ces éléments en pleine conscience ouvre la voie du changement.

L'inconscient

Les psychothérapeutes, psychanalystes, neurologues, psychiatres ou biologistes diffèrent dans la représentation qu'ils se font de l'inconscient ; et vous, quelle en est votre représentation ?

Quand à moi, plutôt que d'appartenir à des chapelles — toujours un peu étroites —, il me paraît intéressant de comprendre leur complémentarité. L'inconscient est d'une part le réservoir de conflits et névroses. Il est d'autre part un potentiel, une force vitale et un ensemble de ressources illimitées qui nous permettent de résoudre nos problèmes, de créer de nouvelles solutions pour soi, l'environnement et peut-être aussi l'humanité. Ces deux aspects de l'inconscient échappent à notre conscient ; la guérison par le dessin peut rendre leur émergence possible.

Afin de gagner en efficacité, notre inconscient communique avec « l'extérieur » par des symboles, principalement. En observant ces symboles, il nous est alors possible d'accéder à l'inconscient, de contacter des conflits et des croyances limitantes que nous pourrons modifier et des repères ou ressources que nous renforcerons si tel est notre désir.

Ainsi, en laissant aller notre « envie de » dessiner ou représenter ceci ou cela, nous accédons, simplement, à des parties de nous-même. Puis, une fois le dessin terminé, nous laissons émerger notre ressenti, puis transformons notre dessin jusqu'à pleine satisfaction. Nous pourrons le transformer bien sûr autant de fois que nous le jugerons nécessaire.

Étapes du protocole

1. Le choix du sujet

Pour choisir le thème de votre dessin, trouvez **le ressenti principal qui émerge** de votre difficulté ou de votre recherche. Voici quelques exemples de sujets :

- Comment je vois mon projet professionnel
- Mes liens avec...
- Ma famille
- Ma relation à l'argent
- Mon organe malade
- Mon corps
- Mon identité
- Mes ressources inconscientes
- ...

2. Je fais mon dessin

1. Je prends du temps pour moi sans être dérangé(e) – téléphone, enfants, etc.

2. Je prépare mon matériel pour dessiner – papier, couleurs...

3. Je décide d'un sujet que j'écris au dos du dessin avec la date et l'heure (important si vous faites plusieurs dessin dans la même journée).

4*. Je fais mon dessin.

5. Je pose mon dessin à une certaine distance et je le regarde en me posant les questions :

« Comment je me sens, et me ressens ? De quoi ai-je envie ? »

6. Je reprends mon dessin et je le modifie.

7. Je pose mon dessin et l'observe. Si nécessaire, je le modifie à nouveau.

8. Je continue ces étapes jusqu'à pleine satisfaction.

9. Je conserve mon dessin ou je le détruis.

Ce protocole peut être largement utilisé en tous types de situations.

* *Variante* : Le point 4 peut aussi se faire les yeux fermés.

3. Comment transformer votre dessin ?

Plusieurs possibilités s'ouvrent à vous :

1. Soit vous le transformez directement avec les mêmes couleurs.

2. Soit vous ajoutez de nouvelles couleurs afin de mieux observer ce que vous modifiez.

3. Soit vous collez un papier supplémentaire sur votre dessin pour le modifier.

4. Soit vous refaites le même dessin, jour après jour, en conservant le même sujet mais sans essayer de recopier le dessin précédent.

5. Soit d'autres possibilités encore...

Je conseille souvent les 2e et 4e options, mais c'est à vous de choisir, sachant que vos préférences de travail peuvent changer d'un jour à l'autre.

4. En fonction de quoi je modifie le dessin ?

Je peux modifier certains éléments jusqu'à obtenir un ressenti agréable lorsque je regarde le dessin. Je peux changer les couleurs, les formes, les liens qui unissent les personnages... Comprenez bien que tout est possible, que votre travail repose sur vos envies de transformation et sur votre ressenti jusqu'à pleine satisfaction.

L'interprétation

L'objectif n'est pas d'interpréter le dessin car cela coupe le lien. Le propos est plutôt ici de se laisser guider par la transformation de ce dessin.

Une pratique répétée de la guérison par le dessin augmente les prises de conscience. Si certains symboles apparaissent, n'essayez surtout pas d'en trouver la signification par une interprétation intellectuelle, ou par des lectures, ou des avis qui se trouvent à l'extérieur de vous. Posez-vous simplement la question : « *Qu'est-ce que cela représente **pour moi** ?* ». Toutes les informations nécessaires à votre guérison sont là, présentes en vous. Laissez-les se révéler. C'est un voyage agréable.

Bien sûr, si vous en ressentez le besoin, n'hésitez pas à vous faire aider.

Quelques exemples :

Un homme de 40 ans est venu me voir pour un problème d'immunité et d'identité. Je lui ai demandé de dessiner chaque jour son autoportrait et d'écrire tout ce qui lui venait sur lui-même. Après avoir fait cela, en modifiant son visage à de multiples reprises, il réalisa au bout d'un mois qu'il pouvait « s'appartenir » et rompre le lien négatif qu'il avait avec ses parents, et ce, pour son propre bien-être et celui de ses parents.

Suite au diagnostic d'un kyste à l'ovaire, une femme de 25 ans s'est mise à dessiner régulièrement. Elle s'aperçut qu'elle mettait toujours une tête de mort dans son ventre. Cela l'invita à se mettre en relation avec sa mère qui lui raconta une période d'angoisse reliée à une perte parentale qu'elle avait vécu durant sa grossesse. Cette patiente comprit qu'elle portait en elle cette angoisse qui ne lui appartenait pas et elle pu alors la « lâcher ». Elle vécut l'opération sans aucune angoisse et son rétablissement fut très rapide.

« *P.S. : S'il te plaît, dessine-moi un mouton.* »[1]

GRINCHEUX

---

1. Cf. *Le petit prince*, de A. de St Exupéry.

Protocole Grincheux N° 5
Comment traiter un bio-choc
avec impact physique ?

➤ Niveau de difficulté : planche à clous
➤ Appartenance : technique de régression
➤ Indications : douleurs ou mal-être physiques suite à des accidents récents ou anciens
➤ Objectif : débloquer une mémoire corporelle reliée à un choc
➤ Contre-indications : troubles mentaux importants
➤ Conditions : avec un thérapeute
➤ Temps nécessaire : 1 h à 1 h 30
➤ Matériel : assis confortablement

Introduction

Je vous propose une méthodologie pratique afin de mieux résoudre les conflits traumatiques physiques. Mais avant tout, qu'est-ce qu'un bio-choc traumatique ?

Un bio-choc traumatique est un choc physique et émotionnel relié à un accident touchant l'intégrité corporelle d'une personne (blessure, coup, accident, chute...).

Nous n'inclurons pas les opérations chirurgicales, les ruptures psychiques, les naissances difficiles et les problématiques transgénérationnelles, car les procédures qui traitent de ces sujets seront abordées dans d'autres protocoles.

Très souvent, suite à un traumatisme, la personne ne se rappellera plus des circonstances de ce traumatisme. On peut considérer qu'il y a conflit lorsque la personne touchée par le traumatisme constate la modification de ses perceptions (douleurs résiduelles, angoisse, changements d'attitude...).

Tout d'abord, voyons quelle est la conduite à tenir face à un traumatisme physique avant que celui-ci ne devienne un bio-choc traumatique ?

Règles générales concernant les traumatismes physiques :

Il est avant tout nécessaire d'appliquer les mesures de secourisme bien connues des pompiers. (Un cours de secourisme est d'ailleurs conseillé à tous les praticiens.)

- Évitez les accidents en chaîne, protégez le blessé.

- Prévenez les urgences nécessaires.

- Trouvez une position acceptable pour le blessé.

- Discutez calmement avec le blessé. Suite à un choc, la personne passe littéralement en état d'hypnose et ne se rappellera pas, dans la plupart des cas, ce qui a été dit.

- Évitez les diagnostics (« T'es vraiment mal en point », « Ta jambe est sûrement cassée ») et les jugements : (« T'avais qu'à m'écouter, c'est toujours comme ça, tu n'en fais qu'à ta tête »). Les Tu, Tu, Tu mettent le blessé en état d'accusation.

- Préférez : « Qu'est-ce que tu ressens ? Quelle impression as-tu ?, Regarde autour de toi, qu'est-ce que tu vois ? »

- **Alternez entre des questions de ressenti et des questions d'observation extérieure qui permettent à la personne de se déconnecter de la scène traumatisante. En effet, un traumatisme met une personne en rupture avec son environnement. Son cerveau peut, à ce moment-là, enregistrer l'environnement comme étant source de danger. Plus tard, toute ressemblance avec cet environnement peut représenter un danger et engendrer ainsi, des mois, des années plus tard, des symptômes ressemblant à ceux de l'accident. « La voiture qui m'a renversé était rouge, le rouge me met mal à l'aise vingt ans après. »**

Étapes du protocole

Durant la procédure de réactivation du bio-choc traumatique (décrite ci-dessous). il est nécessaire de poser des questions afin que le patient s'intéresse à toutes ses sensations (auditives, visuelles, sensitives et organiques) et mettent son attention sur ses croyances. Exemple : « Plus jamais je ne sortirai sans ma mère. Plus jamais de vélo. Marcher dans la rue c'est dangereux... ».

1. Choisir un événement concret, précis et qui fut traumatisant.

2. Régressîon et retour dans le bio-choc traumatique, soit par visualisation, soit sur une ligne de temps

3. Quelle décision fut prise suite à l'accident ? Exemple : « Ne plus faire confiance aux autres, ne plus tenter l'aventure, rester chez soi, dans le connu... »

4. 1er parcours : lui faire regarder l'événement de loin, comme une projection de cinéma. À la fin de sa projection, lui faire raconter ses impressions sur l'accident : « Quelle impression gardez-vous de cet accident ? ».

5. 2e parcours : rapprocher l'image de lui, comme s'il se rapprochait de l'écran. Lui faire raconter ses sensations à nouveau.

6. 3e parcours : lui faire « devenir » l'image et la lui faire vivre comme si l'événement se déroulait en ce moment. Il est associé à l'expérience, la vit de l'intérieur. Lui faire raconter ses sensations à nouveau.

7. Si nécessaire, des parcours supplémentaires peuvent être envisagés afin de rendre la personne bien consciente de tous les aspects de son traumatisme.

8. Retour dans le temps présent et observation du conflit passé. « Avez-vous encore des ressentis sur cette expérience ? »

9. Est-ce que la décision qui fut prise suite à l'accident (point 3) est encore valable aujourd'hui ?

Les symptômes de réussite de la procédure

La personne ré-expérimente de vieilles douleurs et sensations, puis celles-ci disparaissent.

Les images se diluent et s'effacent.

> ## Protocole Grincheux N° 6
> ## Sept étapes pour résoudre un problème

➤ Niveau de difficulté : tabouret

➤ Appartenance : verbal

➤ Indications : développement personnel, résolution de difficulté, de souvenir, de problème sans solution apparente. Toutes sortes de problèmes qui entraînent une immobilisation physique ou psychique

➤ Contre-indications : aucune

➤ Objectif : libérer ces zones d'attention qui sont encore coincées sur des problèmes

➤ Conditions de réalisation : avec un thérapeute

➤ Temps nécessaire : 30 minutes

➤ Matériel : papier et stylo, éventuellement crayons de couleur

Introduction

Un problème à résoudre est un passage nécessaire qui permet une transformation ou une évolution intérieure. Apprendre à résoudre ses problèmes, c'est aussi s'autonomiser par rapport à son enfance, lorsqu'un parent ou un adulte a peut-être voulu nous aider en nous fournissant des solutions plutôt qu'en accueillant et en comprenant notre problème.

Voici un protocole qui est là pour vous aider à être créatif face à des problèmes que vous pouvez rencontrer.

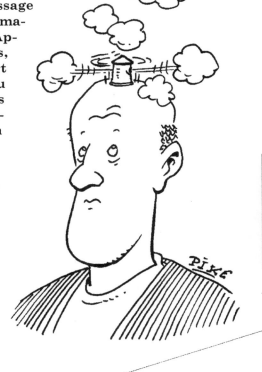

GRINCHEUX

Étapes du protocole

1. Définir le problème

Cette étape, facile au premier abord, demande un certain temps de réflexion ou de dialogue pour être pleinement accomplie. La définition que je vous invite à trouver doit être très concrète et « résonner » en vous, dans votre corps !

2. Inventoriez les solutions

Inventoriez librement toutes les solutions possibles sans les juger, ni les censurer. Autorisez-vous à être délirant. Vous pouvez organiser ces solutions dans un schéma créatif.

3. Évaluez les solutions trouvées

Certaines vont générer de nouveaux problèmes, d'autres s'avèreront impossibles à mettre en œuvre alors que d'autres encore vous paraîtront pertinentes. Prenez un certain temps afin de récolter de nouvelles informations issues de cette étape d'évaluation.

4. Prise de décision

Suite à l'évaluation que vous venez de réaliser, une solution ressort comme étant la plus pertinente et la plus intéressante, pour l'instant digne de votre choix.

5. Exécution de la décision

Afin de rendre cette solution opérante, il va sûrement vous falloir établir une liste de tâches à exécuter, tâches aussi simples que possible. Durant la phase d'exécution il est bon de ne pas trop réfléchir. Faites !

6. Évaluation des résultats

Grâce à l'étape précédente vos actions vous donnent des feedbacks. Ces retours ainsi obtenus vous permettent de réévaluer votre problème en fonction des objectifs atteints. Comment êtes-vous maintenant ?

7. Réévaluation du problème initial

Soit les résultats sont satisfaisants et votre problème n'en est plus un. Soit les résultats ne sont pas satisfaisants et vous avez alors à reformuler plus précisément ce problème non résolu et revenir au point 1.

Remarques

Un échec n'existe pas. Il invite à découvrir puis à tenir compte d'une information secrète et négligée.

Si votre problème persiste, posez-vous cette question magique ? « En quoi est-il important pour moi de maintenir ce problème ? »

Laissez-vous méditer sur la question... et la réponse.

Épilogue

Ça y est ! Blanche-Neige a trouvé le pourquoi de sa maladie de peau ! Pourquoi la blancheur de tout son corps ! Pourquoi un jour, vers quinze ans, la peau arrêta de bronzer.

Au début ce furent comme des plaques, aussi blanches que la pureté de l'innocence, qui maculèrent ses mains. Puis les poignets et les bras, le visage, et enfin le corps entier refusa de faire écran entre le soleil et elle. Car ce corps voulait tout faire passer, les rayons, la chaleur, les ultraviolets. Bien sûr, elle brûla tant qu'elle dut se protéger de celui qu'elle aimait et qui la faisait souffrir tout en même temps : le Soleil !

Grâce à Grincheux, elle a retrouvé l'événement qui fut à l'origine de cette atteinte de la peau, un événement initiateur, fondateur, programmant sa sensibilité : « *séparée de façon moche* ». Ainsi beaucoup d'expériences futures tombèrent dans cette ornière, dans cette sensibilité précise « séparée de façon moche » : trahie par Nathalie qui préférait jouer avec Amandine alors que Florence lui avait dit qu'Amandine n'aimait pas Nathalie, ou un autre jour : grondée par la maîtresse, ou encore : ne trouvant plus son petit chat. À chaque fois elle se sentait « séparée de façon moche » là ou d'autres auraient pu ressentir de la colère ou de la tristesse. Jusqu'à ce drame de ses quinze ans : son père décide de ne plus s'occuper d'elle car son épouse est jalouse et veut être la plus belle. Elle est face à son miroir dans la salle de bain et demande à son mari : « Chéri, chéri, dis-moi qui est la plus belle au Royaume de ton cœur ?

— Mais toi mon Amour... bien que notre fille devienne si rayonnante que j'ai un bonheur intense à la regarder près du puits chanter et puis rire, danser et puis lire ses leçons dans le vol des papillons et les rayons de l'astre diurne... »

C'en est trop pour la mère de Blanche qui fait une scène à son mari. À partir de ce jour, il néglige sa fille et cesse de l'admirer et de la complimenter.

Mais c'est au mitan de cet instant, comme en écho que survient le drame fondateur :

Elle a sept ans et demi et si heureuse d'avoir de bonnes notes à ses devoirs. Elle cherche ses parents et en premier trouve son père. Il est dix-neuf heures trente précises. L'enfant est fière, heureuse, la bouche en cœur, le cœur ouvert. Le père est fatigué et souffre d'un mal de dents. C'est le choc, la rencontre d'une masse d'air chaud et d'une masse d'air froid. L'orage surgit dans un ciel l'instant d'avant serein. Un coup de tonnerre puis plus rien. Le calme apparent revient. Mais la foudre a frappé fort en dedans. La fille se sent séparée de son père de façon moche, injuste. Elle ne peut rien dire contre son père puisqu'elle l'aime beaucoup. Si elle ne l'aimait pas elle vivrait bien la séparation ! Et puisqu'elle l'aime elle ne peut pas lui en vouloir, juste souffrir silencieusement et souhaiter qu'il se rapproche d'elle ; elle se prépare à cela et ouvre sa peau pour accueillir la moindre goutte de lumière qui s'échapperait de lui...

Grincheux lui a fait retrouver cet instant grâce à « la ligne de temps sur le ressenti problème » identifié par « l'exercice de la Boulette ». Le protocole de Timide « clarifier une relation » lui permet de travailler sur la relation à son père. Les explications d'Atchoum ont fait le lien entre sa maladie (le vitiligo) et ses émotions. Dormeur, de prendre du recul sur son vécu et Joyeux, de trouver des ressources au fond d'elle pour vivre avec avantage cette scène. Le bénéfice immédiat est de pouvoir revivre toutes les expériences passées vécues avec le même ressenti (séparé de façon moche) de façon calme et heureuse, et surtout, de ne plus jamais avoir ce ressenti dans le futur.

Alors bien sûr, en elle naît une évidence : celle d'être guérie en profondeur. Alors pourquoi continuer ? Quel sens y a-t-il d'aller rencontrer un thérapeute ? Fut-il un géant ? Et du nom de Simplet ?

« Rien d'autre que l'expérience ne donnera la réponse, en vérité. »

Car elle apprendra que si la maladie est là pour nous dire très exactement comment regagner la santé, la santé pourquoi est-elle là ? Quel est son but, quel est son sens ?

Que faire d'un corps sain ? Guérit-on pour soi ? En quel cas est-ce un succès ? Simplet croit le contraire : une femme, un homme, qui se dit heureux et en belle santé et qui n'a aucune vie sociale et ne se préoccupe de personne, ne rend service à aucun, n'a pas terminé son chemin de croissance, loin s'en faut...

Notes personnelles :

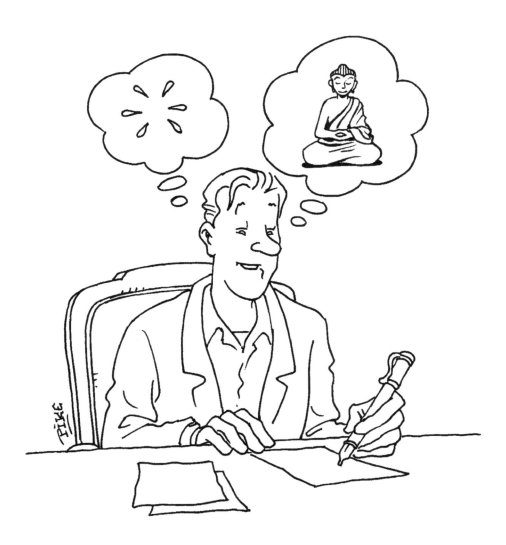

Cinquième partie

SIMPLET

« Vois-tu Blanche-Neige, propose Simplet, nul ne guérit pour soi mais pour plus large que soi. Bien sûr, tu peux toute ta vie manger seule, mais il est possible que tes plats aient plus de goût s'ils sont partagés avec un ami, avec un affamé, avec qui tu veux. Lorsque nous voyageons, le paysage change lorsque nous le racontons. C'est l'élan de rendre heureux qui augmente notre joie, puis la leur, et la nôtre... sans fin. »

Questionnaire sur ma vie

Ce questionnaire un peu particulier est le dernier de cet ouvrage. Il est là pour vous donner envie de « + Plus + » dans votre vie. Il est là pour vous guider sur le chemin de vos rêves les plus fous !

Si vous concentriez votre attention sur votre vie et que vous possédiez une baguette magique... Si vous imaginiez que votre vie ne se résume pas uniquement à vos devoirs, vos soucis ou vos conflits... Si votre avenir n'avait rien à voir avec votre vécu passé !... Bien que ce ne soit qu'un rêve, répondez aux questions suivantes, comme si c'était la réalité du présent. Répondez-y avec le plus de détails possibles.

Vous vous projetez dans le futur de vos rêves, et il devient le présent pleinement satisfaisant.

- J'aime ma vie présente. Comment est-elle ?

- J'ai une parfaite santé. Qu'est-ce que j'en fais ?

- J'ai une relation très épanouissante avec mon/ma partenaire. Comment est-elle ?

- J'entretiens des relations très agréables avec les membres de ma famille. Comment cela se passe-t-il ?

- Je m'épanouis dans mes relations professionnelles et je suis créatif dans mon travail. Qu'est-ce que je fais ?

- Là où je vis est l'endroit exact où j'ai toujours désiré vivre. Où est-ce ? Comment est ce lieu ?

- Je m'épanouis dans les valeurs qui fondent ma vie, j'inclus ma spiritualité dans mon quotidien. Qu'est-ce que je sens ?

- Quel est le désir, l'exploit, la chose spéciale que j'aimerais maintenant réaliser ?

Maintenant, complétez très rapidement ces deux phrases :

- Si je pouvais, j'aimerais...

- Avant de mourir, je veux...

Vous avez maintenant la possibilité d'être en contact avec vos désirs les plus inconscients. Saisissez cette opportunité et sachez que vos rêves peuvent être réalisés à partie de votre réalité présente. Cela peut vous demander une progression, des étapes. Toute l'histoire de l'humanité a progressé grâce aux rêves les plus impensables !...

> # Protocole Simplet N° 1
> ## Devenir conscient de son corps

➤ Niveau de difficultés : hamac

➤ Appartenance : vie quotidienne

➤ Indications : toutes

➤ Contre-indication : aucune

➤ Conditions de réalisation : partout

➤ Matériel nécessaire : rien et tout, soi

Introduction

Trop longtemps, le domaine du contact à ses ressentis a été réservé aux artistes. Je vous propose d'ouvrir cet aspect dans la vie de tous les jours et d'observer régulièrement ce qui se passe à l'intérieur de vous.

Étapes du protocole

- Arrêtez-vous tout d'abord quelques instants là où vous êtes.

- Imaginez qu'une caméra circule à l'intérieur de vous.

- Concentrez-vous sur vos yeux et observez crispations et détentes, l'ouverture de vos yeux, votre front, juste ici et maintenant.

- Faites de même dans votre vie quotidienne. De temps à autre, allumez votre caméra interne au niveau de yeux.

- Lorsque vous aurez fait cela quelques jours, vos yeux seront devenus une source d'information de votre ressenti.

- Faites la même chose

   . avec votre bouche, votre mâchoire.

   . Avec vos oreilles.

   . Avec votre nez.

   . Avec vos papilles gustatives, votre goût.

   . Avec vos gestes, mouvements corporels.

   . Avec vos muscles, vos nerfs, votre posture.

. Avec vos pensées.

. Avec vos sensations intérieures.

- À chaque fois que cela est possible et comme un entraînement, trouvez une image, une métaphore, puis enfin un mot s'approchant et qualifiant le plus exactement possible votre expérience intérieure.

L'objectif est vraiment de réveiller votre conscience de votre ressenti dans votre vie quotidienne. Ce protocole vous permet de créer une base de références dans les différents aspects de votre ressenti. Lorsque vous aurez pratiqué avec suffisamment de persévérance, votre ressenti se révèlera tout naturellement en vous et s'enrichira progressivement d'une palette de nuances de plus en plus fines et précises.

À vous d'accueillir toutes ces nouvelles informations.

Témoignage

Bernard : « Depuis que je fais cet exercice, je me rends compte qu'une vie très intense se passe en moi. Moi qui pensais que je ne sentais rien ! »

Protocole Simplet N° 2
Une douche de soleil

➤ Niveau de difficulté : hamac

➤ Appartenance : visualisation

➤ Indications : développement personnel, prévention, évacuation du stress

➤ Contre-indication : aucune

➤ Objectif : améliorer ses perceptions. S'entraîner à l'auto-guérison

➤ Conditions de réalisation : seul

➤ Temps nécessaire : 10 à 20 minutes.

➤ Matériel : aucun

Introduction

Cette méditation permet d'améliorer la perception que nous avons de notre intérieur et de l'espace autour de celui-ci.

Étapes du protocole

- Trouvez une position assise, confortable.

- Visualisez un soleil au-dessus de votre tête.

- Laissez progressivement descendre le soleil du sommet de votre crâne jusqu'à la plante de vos pieds.

- À chaque inspiration, laissez ce soleil entrer à l'intérieur de vos cellules et les purifier.

- À chaque expiration, les rayons ressortent et éliminent ce qui est négatif.

Commentaires

Plus vous pratiquerez ce protocole, plus votre visualisation sera rendue aisée et efficace. Préférez la fin de journée pour le réaliser. Il vous permettra de vous remettre en bonne relation avec votre corps et de nettoyer les éventuels éléments conflictuels de votre journée avant votre sommeil.

Protocole Simplet N° 3
Le magicien et la loupe

➤ Niveau de difficulté : hamac

➤ Indications : toutes sortes de malaises, d'émotions, de problèmes

➤ Contre-indication : rigidité psychique

➤ Objectif : utiliser vos problèmes apparents comme des ressources !

➤ Conditions de réalisation : seul ou à 2

➤ Temps nécessaire : 15 à 30 minutes

➤ Matériel : aucun

Introduction

Dans ce protocole, nous allons travailler sur « L'effet loupe » c'est-à-dire : « ce que j'observe s'amplifie ». Si je passe trop de temps à me sentir écrasé par mon ressenti, je me mets alors à le dramatiser et à me sentir submergé. Grâce à ce protocole, vous allez apprendre à modifier votre ressenti à volonté.

Étapes du protocole

Afin d'isoler mon ressenti, je me pose la question :

1. « Qu'est-ce que je ressens en moi face à telle ou telle difficulté ? »

2. Si cette difficulté était une couleur, ce serait... Je décris en détail cette couleur.

3. Si cette couleur était un animal, ce serait... Je décris dans le détail cet animal.

4. Si cet animal était un objet, ce serait... Je décris cet objet.

5. Si cet objet était un fruit, ce serait... Je décris ce fruit.

6. Si ce fruit était une partie du corps, ce serait... Je décris cette partie du corps.

7. Si cette partie du corps était un personnage de dessin animé, un héros ou un acteur, ce serait... Je décris ce personnage.

8. Si ce personnage était un geste, ce serait... Je décris ce geste.

9. Si ce geste était une ressource, ce serait... Je décris cette ressource.

À chaque nouvelle description, je laisse se faire mon processus interne de transformation. Je me laisse ressentir ce qui émerge à chaque question. Si après la 9e question cela vous parait insuffisant, revenez à la première question. Vous obtiendrez peut-être un nouveau ressenti : « Face à cette difficulté, qu'est-ce que je ressens en moi ? ». Refaites alors les questions de 2 à 9.

Terminez par cette question : « Comment aurai-je envie d'apprécier mon ressenti tel qu'il est maintenant ? ». Je le fais réellement ou symboliquement (en pensée).

Protocole Simplet N° 4
Résolution créative

➤ Niveau de difficulté : hamac

➤ Appartenance : verbal, création

➤ Indications : déblocage d'une situation problème

➤ Objectif : s'ouvrir à de nouvelles solutions, face à un problème apparemment insoluble. Pour une « hygiène » conflictuelle

➤ Conditions de réalisation : seul

➤ Temps nécessaire : 20 minutes à 1 h

➤ Matériel : grande feuille de dessin. Feutres, crayons... selon vos goûts

Introduction

Ce protocole vous engagera dans de nouvelles voies créatives et artistiques en laissant libre cours à votre imagination. Ainsi, vous accéderez à de nouvelles étapes de recherche et résoudrez de nombreux conflits potentiels.

Étapes du protocole

Installez-vous confortablement avec de grandes feuilles (format A4 minimum, l'idéal étant plutôt un format A 3 ou plus grand si vous le jugez nécessaire).

Écrivez au centre de la feuille ce que vous voulez résoudre. Une difficulté s'exprime souvent de façon négative. Par exemple : « Je ne veux plus avoir de problèmes d'argent » ou : « J'en ai marre de rencontrer des hommes qui ne me conviennent pas ». Écrivez plutôt : « Comment gagner de l'argent ? » ou : « Comment rencontrer des hommes qui me conviennent ».

Laissez venir des éléments de résolution. Écrivez-les autour de votre phrase centrale. N'hésitez pas utiliser certes des mots, mais aussi des symboles, des formes, des couleurs. Chaque mot ou forme peut être l'occasion de nouvelles recherches créatives.

SIMPLET

Soyez libre, sans limite ni censure d'aucune sorte. Délirez. Soyez fantasque !

Votre schéma sera fini lorsque tout vous paraîtra clair et simple à réaliser.

Admirez l'aspect esthétique et agréable de votre schéma.

Passez à l'action.

Commentaires

Ce schéma repose sur l'organisation même du cerveau. Il représente la façon dont notre cerveau se connecte afin d'élaborer de nouvelles solutions. Ce rayonnement nous permet d'aller chercher des solutions parmi toutes nos expériences et ressources inconscientes.

Protocole Simplet N° 5
Un message dans la maladie

➤ Niveau de difficulté : chaise

➤ Indication : développement personnel

➤ Contre-indications : rigidité psychique, bonne santé

➤ Objectif : transformer vos problèmes en message !

➤ Conditions de réalisation : Seul ou à 2

➤ Temps nécessaire : 30 minutes

➤ Matériel : maladies physiques

Étapes du protocole

Imaginez que Dieu, le Créateur, le grand Architecte, la nature, la vie ou tout autre figure qui pour vous a du sens, souhaite vous parler.

Pour communiquer avec vous, il dispose d'un alphabet. Et cet alphabet est constitué de lettres, et ces lettres sont chaque cellule de votre corps. Ainsi une maladie est une phrase.

Faites l'inventaire de vos maladies présentes et/ou passées.

Quel serait le message qui vous serait adressé personnellement ?

Écris-le sur ton journal de bord.

Protocole Simplet N° 6
Objectif l'amour

➤ Niveau de difficulté : hamac

➤ Indications : toutes sortes d'impasses

➤ Contre-indication : rigidité psychique

➤ Objectif : Inclure de l'amour dans notre vie future

➤ Conditions de réalisation : de préférence à 2

➤ Temps nécessaire : 15 à 30 minutes

➤ Matériel : feuilles, objets

Introduction

Lorsque la maladie est là, notre objectif devient : retrouver la santé.

Quand la santé est là, quel est notre objectif ? Y a-t-il une santé encore plus vaste ? Ou une utilisation de cette santé qui nous dépasse ?

Étapes du protocole

1. Définir un objectif :...

2. En quoi est-il important d'atteindre cet objectif ? :...

3. Est-ce que cela me rapproche ou m'éloigne de l'amour ?

4. Si cela m'éloigne, qu'est-ce que cela m'apporterait de mettre de l'amour dans mon objectif ?

5. Si cela me rapproche, comment faire pour me rapprocher davantage de l'amour ?

6. Définir autour de soi trois espaces :

. un espace problème

. un espace objectif

. un espace amour

7. Choisir un symbole que l'on pose dans chaque espace. Exemple : « Je mets un cadenas dans l'espace problème, une clé dans l'espace objectif, un cœur dans l'espace amour ».

8. Se placer dans l'espace problème et regarder vers l'espace objectif défini au premier point. Puis regarder vers l'espace amour. Ressentir en soi les différences.

9. Placer l'espace objectif entre l'espace problème et l'espace amour.

10. Se remettre dans l'espace problème et regarder son objectif avec au-delà : l'espace amour.

11. Notez votre expérience intérieure.

Protocole Simplet N° 7
La maison aux 1000 étages

➤ Niveau de difficulté : hamac

➤ Indication : développement intérieur de sa conscience

➤ Contre-indication : rigidité psychique

➤ Objectif : croissance

➤ Conditions de réalisation : seul ou à 2

➤ Temps nécessaire : 15 à 30 minutes

➤ Matériel : aucun

Étapes du protocole

• Vous visualisez une maison aux nombreux étages, construite sur une belle montagne. C'est le matin, et le jour est à peine levé.

• Vous entrez par le rez-de-chaussée et là, surprise ! vous êtes chez vous.

• Vous passez d'une pièce à l'autre et vous reconnaissez votre environnement familier : votre décoration, votre mobilier, vos objets favoris...

• Vous pensez maintenant à une personne très importante pour vous, que vous avez connue ou pas, peu importe. Une fois que vous avez décidé librement de l'identité de votre référent, de votre guide, de votre mentor, vous montez des escaliers qui s'élèvent de chez vous pour aller au premier étage. Car votre guide habite exactement au-dessus de chez vous !

• Vous entrez dans les appartements de cette personne et vous découvrez son mobilier, l'ambiance de son lieu de vie. Cette personne est là pour vous accueillir et vous parler, et vous écouter. Vous restez quelque temps en sa présence, et elle vous confie qu'elle aussi a un maître ; il habite exactement l'étage au-dessus. Vous avez la permission, lorsque vous le souhaitez, de monter les escaliers jusqu'à sa demeure.

• En haut des escaliers, vous découvrez l'intérieur dans lequel vit cette personne. Elle est là et vous accueille. Vous êtes étonné et heureux. Vous décidez de vivre pleinement cette expérience.

• À un moment ou un autre, ce maître vous apprend que lui aussi a eu un maître. Il réside à l'étage au-dessus de celui dans lequel vous êtes en ce moment.

• Vous montez encore d'un étage. Vous faites une rencontre. Vous faites une expérience.

• Et vous montez autant d'étage que vous le souhaitez... Jusqu'à l'étage ultime.

• Peut-être n'êtes-vous plus dans la maison, mais sur la montagne, ou ailleurs. Quoi qu'il en soit, vous voici prêt pour La Rencontre.

• Vivez en plénitude ce que vous avez à vivre. Une partie de votre inconscient a appris le chemin. Non seulement vous pourrez retourner dans vos appartements, mais de plus vous pourrez revenir ici quand cela sera juste et bon pour vous.

SIMPLET

Protocole Simplet N° 8
Voyage dans notre corps comme
dans une maison

➤ Niveau de difficulté : divan
➤ Indications : malaises, problèmes, blocage, curiosité...
➤ Contre-indication : rigidité psychique
➤ Objectif : développer son potentiel de ressources inconscientes
➤ Conditions de réalisation : seul ou à 2
➤ Temps nécessaire : 15 à 30 minutes
➤ Matériel : aucun

Étapes du protocole

Choisissez une expérience agréable vécue récemment.

Retrouvez tous les détails de ce que vous avez été en train de voir, d'entendre ; les odeurs et les saveurs peuvent revenir jusqu'à votre mémoire. Tout cela vous permet de retrouver les mêmes émotions. Et vous respirez de la même façon que lors de cette expérience que vous êtes en train de revivre.

D'une certaine façon, nous pouvons comparer notre corps à une maison, un château, un bâtiment, un manoir. La plupart du temps nous sommes peu curieux et nous passons notre temps dans les mêmes pièces. Pourtant il existe tellement de salles à découvrir, des chambres secrètes, des pièces magnifiques.

Vous décidez de vous promener à la découverte de nouvelles salles inexplorées qui contiennent des ressources inutilisées.

Selon votre objectif, vos fantaisies, le besoin du jour, vous décidez d'un certain type de pièces : aujourd'hui par exemple vous voici en quête d'une pièce dans laquelle se cache un trésor de patience, ou un message positif qui vient de vos ancêtres, ou la solution précise à tel souci qui vous occupe, etc.

Un jour, vous pourrez explorer la pièce la plus élevée de cette demeure, la plus proche du ciel, lorsque vous serez prêt pour la rencontre.

Pendant tout ce voyage, votre corps, votre inconscient, connaît le chemin exact pour vous rendre là où il faut. Vous voyez des couloirs, des escaliers ou des ascenseurs. Sur votre chemin, se trouvent de nombreuses portes, et vous savez exactement quelle est la bonne, vous connaissez les gestes à faire pour l'ouvrir.

Et lorsque la porte s'ouvre, tu vois..., tu entends..., tu réalises que..., tu sens...

Notez sur votre carnet toutes vos expériences.

Épilogue

« À qui penses-tu Blanche-Neige au terme de ton voyage intérieur ?

— Je pense à mon mari et au désir intense de le rendre heureux, de son bonheur à lui tel qu'il l'entend, puis je pense à chacun de mes amis, Laurence, Aline, Aurélia, Marie-José, Alexandre, Sarah, Damien, Claire, Myriam et leurs amis dont ils me parlent parfois, ceux qui souffrent et se plaignent et pire encore ceux qui souffrent sans savoir qu'il existe des solutions sous forme de protocoles faits avec bienveillance.

— Nous allons commencer par ton mari. Accepterait-il de venir ?

— Vrai ? Il peut venir ?

— Dès qu'il me téléphone.

— Je peux prendre rendez-vous pour lui maintenant ?

— Surtout pas, tu lui ôterais une première expérience émotionnelle. Quel dommage pour lui. »

Quelques jours plus tard un homme charmant, Monsieur Louis Leprince, mari de Blanche Leprince, est assis en face de l'un des géants de la thérapie pour vivre deux nouveaux protocoles...

Notes personnelles :

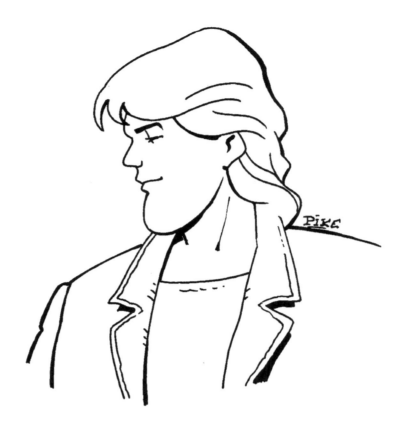

Sixième partie

LE PRINCE CHARMANT

Prologue

« Que me vaut le plaisir de la rencontre, Monsieur... ?

— Leprince, Louis Leprince. En fait, je pense que je suis trop sensible.

— Vous le pensez ou le ressentez ?

— Je le crois.

— Tout le temps ?

— Spécialement avec ma femme. Parfois je ne me sens plus du tout un homme, pas viril et... »

Après l'avoir longuement écouté, Joyeux lui fera vivre deux nouveaux protocoles qui viennent se compléter pour lui permettre de se recentrer en lui.

Protocole Prince charmant N° 1
Les deux hémi-cerveaux

➤ Niveau de difficulté : tabouret

➤ Appartenance : visualisation, utilisation de l'espace et des objets métaphoriques

➤ Indication : problème non solutionné avec une stratégie habituelle

➤ Contre-indication : aucune

➤ Objectif : découvrir deux points de vue différents en optimisant les capacités de son cerveau

➤ Conditions de réalisation : avec un thérapeute

➤ Temps nécessaire : 30 à 40 minutes

➤ Matériel : de nombreux et multiples objets divers et variés

Introduction

Classiquement le cerveau est découpé en deux parties, dont chacune a un rôle bien distinct.

Hémisphère gauche	Hémisphère droit
analytique	synthétique
découpage petit	vision globale
rationnel	irrationnel
logique	intuitif
logique déductive	logique inductive
conceptualisation	imagination
description	créativité
raisonnement	émotions
perceptions sensorielles	langage para verbal et non verbal
langage verbal	poésie
mathématiques	symboles
concret	rêves
l'adulte	l'enfant
le conscient	l'inconscient

D'un point de vue scientifique, il est un peu simpliste de décrire le cerveau comme un tout formé de deux espaces séparés : le cerveau droit, intuitif, et le cerveau gauche, analytique. Prenons cela comme une métaphore, tout en sachant que les progrès de la science nous démontrent chaque jour un peu plus, la grande complexité du cerveau.

Étapes du protocole

1. Définissez deux grands espaces de résolution de problèmes : un espace concret, analytique et un espace intuitif, symbolique. Représentez-les au sol devant vous.

2. Choisissez un objet pour chaque espace et posez-les dans chacune des zones concernées. L'objet destiné à l'espace analytique est choisi de façon réfléchie et justifiée. Celui qui concerne l'espace intuitif est choisi au hasard et ne doit pas être commenté.

3. Placez-vous en dehors des deux espaces en position neutre. Définissez un problème / une limite sur lesquels vous souhaitez travailler.

4. Allez dans l'espace rationnel. Prenez l'objet et exprimez votre problème ou limite de façon rationnelle et réfléchie. Reposez-le et revenez au point neutre.

5. Allez dans l'espace créatif. Prenez l'objet et exprimez votre problème ou limite de façon métaphorique. « C'est comme si... » puis reposez l'objet et revenez au point neutre.

6. Prenez un objet qui peut représenter votre problème et placez-le dans un espace spécifique.

7. Observez-le de la position analytique et réfléchissez à ce problème.

8. Observez-le de la position intuitive, laissez venir des impressions, des pensées, laissez agir votre créativité.

9. Mettez un pied dans chaque espace, laissez-vous jouer avec les deux objets. Ressentez leur interconnexion. Cela devrait vous amener à une nouvelle compréhension-intuition, une *sentéligence,* une approche nouvelle de l'expérience problème.

10. Que se passe-t-il maintenant lorsque vous êtes au point neutre ?

Protocole Prince charmant N° 2
Exploration masculin / féminin

➤ Niveau de difficulté : chaise à clous

➤ Appartenance : sculpture virtuelle

➤ Indication : pour toute personne désirant explorer son masculin et son féminin, pour toute femme ressentant son pôle féminin comme gommé, pour tout homme ressentant son pôle masculin comme gommé

➤ Objectif : harmoniser ses polarités féminine et masculine

➤ Contre-indication : aucune

➤ Conditions : avec un thérapeute

➤ Temps nécessaire : 40 minutes.

➤ Matériel : aucun

Introduction

En équilibrant nos polarités, nous améliorons notre lien entre nos deux hémisphères cérébraux. Selon notre histoire, notre identité sexuelle peut être difficile à accepter.

Exemples :

« Je suis un homme, mon père a été agressif ; cela est peut être dangereux pour moi d'être vraiment un homme et je préfère inconsciemment sur-développer mon côté féminin. »

« Je suis une femme et ma mère ne m'a jamais considérée, je vais me rallier à mon père et devenir plus masculine. »

« Je suis la première de la fratrie et mes parents auraient préféré avoir un garçon, je cherche alors à leur plaire et à renforcer mon masculin. »

Étapes du protocole

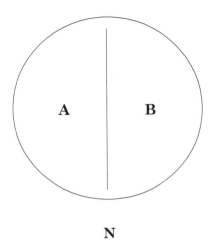

1. Décidez d'un contexte où s'exprime votre polarité : en famille, avec votre compagne ou compagnon, avec vos parents, en situation professionnelle, etc.

2. Imaginez un cercle à séparer en deux, comme un cerveau, devant vous. Décidez quelle moitié incarne le masculin, quelle moitié le féminin. À l'extérieur, vous êtes sur le point N, neutre.

3. Commencez par un côté nommé A (masculin ou féminin). Associez-vous à ce côté. En étant de ce côté, imaginez quelle sculpture virtuelle vous auriez envie de faire avec vos mains. Une fois que c'est fait, placez-vous à l'extérieur du cercle.

4. Ensuite allez dans le côté opposé appelé B (féminin ou masculin). Associez-vous à ce nouveau côté. Vous êtes dedans. Faites également une sculpture virtuelle et laissez-vous l'améliorer jusqu'à vous sentir pleinement satisfait.

5. Revenez au point A. Modifiez votre sculpture si vous le désirez, puis passez directement au point B et modifiez aussi la sculpture.

6. Placez-vous sur le point neutre et considérez-les. Posez-vous la question : « De quoi aurais-je envie pour mieux équilibrer mes sculptures ». Faites-le virtuellement.

7. Choisissez maintenant une troisième position qui, selon vous et en termes de ressenti, représente l'équilibre. L'équilibre juste entre droite et gauche, entre féminin et masculin. Cette position peut être à l'intérieur ou à l'extérieur du schéma.

8. Observez maintenant vos nouvelles perceptions.

Variantes

Si vous n'avez pas de vision de sculpture, allez seulement dans le ressenti du corps et laissez-vous l'exprimer par des mots, des gestes, une posture.

Épilogue

« Alors chéri, comment s'est passé ta séance aujourd'hui, chez le psy ? As-tu envie d'en parler ?

— Oui. Juste pour te dire combien je me sentais parfois loin de toi lors de ton propre travail sur toi, Blanche.

— Ah oui ?! Tu ne m'en avais jamais parlé.

— Je me sentais mal, c'est tout, sans intelligence ni possibilité de l'analyser, de me comprendre. C'est maintenant que je fais un travail sur moi que je comprends l'importance que nous évoluions tous deux ensemble, sinon je crois que nous allions à la catastrophe.

— À ce point ?

— Oui, toi tu grandissais en conscience, tu bougeais en dedans et moi non. Nous nous sommes connus avec certains fonctionnements. Toi changeant, toute notre relation changeait. Alors maintenant je me sens à nouveau avec toi. Et j'ai envie de t'embrasser.

— Moi aussi... »

Épilogue

Thérapeute
blanc comme la neige

Prologue de l'épilogue

« C'est décidé, je serai Psycho-Bio-Thérapeute ! Et cela d'une façon ou d'une autre.

— Que veux-tu dire par *'d'une façon ou d'une autre'*, chérie ?

— Eh bien, comme « thérapeute installée avec un cabinet et des patients payant en argent sonnant et trébuchant », ou comme « conseillère dans mon cercle d'amis » !

— Est-ce possible de traiter ses propres amis ? Certains thérapeutes le déconseillent et même l'interdisent.

— Qu'est-ce que la thérapie d'après toi ? Au minimum, il s'agit d'une information, d'un conseil, d'une écoute, rien d'autre. Qu'est-ce que l'amitié inclut ? De l'écoute, des conseils. Et puis, je peux proposer à mes amis de faire tel protocole seul, je ne fais que leur expliquer la marche à suivre et ils font leurs expériences par eux-mêmes. Ils n'ont pas à me confier leurs problèmes et cela est mieux ainsi. Et puis je peux aussi leur conseiller d'aller voir un des sept géants bien sûr !

— Je comprends mieux ainsi. Je t'approuve non pas parce que je suis d'accord ou pas, mais parce que je t'aime et que j'ai confiance en toi, et quoique tu fasses, je t'encouragerai toujours à être près de toi, fidèle à toi-même. Car je t'ai épousée pour ce que tu es, non pour ce que je voudrais comme fantasme d'épouse idéale.

— Tu me donnes envie de pleurer... de bonheur »

Les années se sont suivies, riches en émotions et en découvertes entre la première séance chez Prof et aujourd'hui. Blanche-Neige retourne le voir. Elle a 36 ans et se sent bien. Pourquoi vient elle, quelle est son intention ? Elle est allée au bout de son travail sur elle, c'est-à-dire qu'elle a atteint ses objectifs : elle a guéri de son vitiligo, de son impression d'être persécutée, elle a trouvé une bonne estime d'elle-même et est capable de communiquer en société en restant elle-même. Si elle vient, des années après la fin de son travail sur elle, c'est pour lui faire part de son projet : *devenir thérapeute.*

Prof l'écoute longuement puis laisse éclater sa joie :

« Magnifique idée ! Il va te falloir revoir chaque protocole un par un, et surtout savoir expliquer à un tiers ce qu'est la maladie. Que peux-tu me dire là-dessus ? »

Blanche-Neige rougit sous sa peau halée, elle s'attendait à cela et sort trois livrets.

Sur le premier, la réponse à sa question. Le titre en est : « La mise en maladie ressemble à un voyage ».

Dans le second, tous les protocoles qu'elle a vécus puis retranscrits fidèlement, classés en sept chapitres, sept comme les sept Géants.

Dans le dernier, son journal de bord, sont transcrites ses expériences personnelles, ses impressions, ses réflexions et les cas autour d'elle qu'elle a pu observer en lien avec chaque exercice. Et surtout... un protocole qu'elle a inventé et qui a pour nom : « **Retrouver son centre** » ; elle souhaite que Prof le corrige. C'est très important pour elle, c'est comme une *supervision* qui va lui permettre de savoir où elle en est de son cheminement et de sa compréhension de ce qu'est la thérapie.

1ᵉʳ livret :
« La mise en maladie
ressemble à un voyage »

La mise en maladie ressemble à un voyage,

- un voyage...

- Celui d'un *événement*

- qui s'organise en *croyance,*

- puis se manifeste par une *émotion*

- qui, dans le corps, se transforme, se fige, se mémorise en un *symptôme, une plainte.*

Dans la vie, le temps va dans ce sens :

Événement ➤ sens, croyance ➤ senti ➤ expression (parole, acte) ou ➤ impression (maladie, mal-être)

Exemple :

Événement :« *Je vois quelqu'un écraser mon chien.* »

➤ sens, croyance : « *On me veut du mal* »

➤ senti : *peur, appréhension*

➤ exprimé : « *J'ai peur ! Rassurez-moi, faites quelque chose pour moi, s'il vous plaît !* »

ou ➤ imprimé : « *Ma vision se met à baisser, je devient myope.* »

Dans la thérapie, le thérapeute va dans le sens inverse, il remonte le temps : le patient lui présente une plainte, il cherche le ressenti enkysté dans celui-ci, issu d'une croyance, apparu lors d'un événement mal vécu car relié à un autre événement plus ancien.

Plainte, symptôme ➤ ressenti ➤ croyance ➤ événement déclenchant ➤ autre événement plus ancien, programmant.

Exemple de M. X :

Plainte : « *J'ai des problèmes à la vésicule biliaire* ».

Ressenti propre à la vésicule biliaire (chez les droitier(e) s) : « J'ai la rage. Je suis en colère contre tout le monde ».

Croyance de M. X : « Le monde entier est injuste, menteur, pervers ».

Événement déclenchant : « Mes fournisseurs ne me livrent jamais à la date prévue, et mes clients se plaignent, alors que je fais du mieux possible mon travail. En plus mes collègues se moquent de moi, ils me trouvent trop scrupuleux ! »

Événement programmant : « Mon instituteur récompensait les élèves qui trichaient, et il me punissait alors que je faisais seul mon travail, honnêtement ».

La Vie est biologique par essence, psychologique par effet.

C'est la généralisation du comportement émotionnel en nous qui est à la source des problèmes.

Prof sourit de toutes ses dents. « Ce qui me plaît, Blanche, est de lire un style qui t'appartient : tu t'es trouvée. Tu ne répètes pas ce qui tu as entendu tel quel. Tu te l'es approprié. Cela est très concis mais juste.

Voyons ton protocole maintenant... »

2e livret : les protocoles du retour à la santé

C'est ce que, lecteur, tu tiens dans les mains et a sous les yeux !

3ᵉ livret : journal de bord de Blanche-Neige, épouse Leprince (extrait)

Protocole Blanche-Neige N° 1
RÉCUPÉRER SON CENTRE

➤ Niveau de difficulté : tabouret

➤ Indication préférentielle : pour toutes les femmes qui ont accouché, qui ont eu un ou plusieurs enfants avec le ou lesquels elles ont eu une relation de type fusionnel, dans l'oubli de leurs besoins vitaux. Ce protocole va être efficace qu'il s'agisse d'accouchement, d'avortement, de grossesse ou de maternité symboliques, comme de s'occuper d'enfants ou d'adultes en difficulté ; en tous les cas, un type d'expérience où la femme – et pourquoi pas l'homme – est décentré, c'est-à-dire qu'il ne sait pas s'occuper de lui mais qu'il le fait en s'occupant d'autrui.

➤ Contre-indication : aucune

➤ Conditions de réalisation : toujours à deux

➤ Temps nécessaire : 20 à 30 minutes

➤ Matériel : aucun

Introduction

Un problème peut bloquer ou freiner la pycho-bio-thérapie : être décentré. Et une des plus grandes ressources qui soit est d'avoir replacé en soi son centre !

Je voudrais vous demander, pour vous, où se trouve très précisément votre centre ?... Nous avons tous un axe de sustentation et un centre de gravité que nous assimilons très souvent au *hara* ou *kikaï tendem* situé derrière le nombril. Que se passe-t-il lorsqu'une femme est enceinte, ou lorsqu'une femelle attend des petits ? Que devient ce centre ? Il devient un autre, le tout autre que soi. Eh oui ! Le centre de moi n'est plus moi. C'est un autre, un bébé. Cela va durer une très longue période, neuf mois environ ; neuf mois d'imprégnation, d'ancrage intense.

Et la maman ? Où se trouve son centre à elle ? Soit elle se décentre pour laisser la place au futur, soit elle s'oublie et devient l'autre.

« Mon centre c'est toi, mon bébé, mon trésor, mon dieu, la pupille de mes yeux, mon amour, ma vie, mon cœur, mon âme ».

Je pose la question suivante : « Est-ce que cela s'arrête à l'accouchement ? » Pas toujours. Pour quelle raison ? Parce que la maternité est un besoin biologique fondamental. Pour la progéniture qui est fragile, vulnérable, faible, une proie facile, il est indispensable que la mère – qu'il s'agisse d'une femme, ou d'une maman crocodile, ou d'une maman ourse – s'occupe de ses rejetons, qu'elle se décentre (qu'elle se dévoue ou se *démoie*), qu'elle se sacrifie comme la maman pélican de la légende qui donne de son sang pour nourrir ses bébés.

À l'accouchement, la mère (si elle n'est pas capable de faire de la place pour l'autre tout en continuant d'être elle) accouche de son centre qui, du coup, n'est plus à l'intérieur d'elle mais mis à l'extérieur. C'est souvent la seule attitude possible pour la mère afin que son enfant reçoive tous les soins et toute la sécurité qui vont lui permettre de survivre.

Qu'en est-il pour la mère ? La mère n'a plus de centre, elle ne s'occupe plus d'elle. Elle attend que les autres le fassent, comme elle le fait pour autrui. Cet état de fait dure quelques mois, jusqu'à la fin de l'allaitement... ou quelques années ; ensuite, la mère récupère sa féminité, son cycle menstruel, son identité, ses désirs. Parfois cela dure beaucoup plus longtemps, voire une vie si l'on n'y prend pas garde, dans certains cas pathologiques. Et ainsi, pour la mère qui n'est plus femme, s'occuper de soi revient à s'occuper de l'autre, voire des autres ; même si son bébé a vingt, quarante, ou cinquante ans. Et tout le monde, tous ceux qui passent dans son orbe deviennent ses enfants qu'elle prend en charge, une charge qui est lourde à supporter pour... ceux qui subissent cette femme car elle n'est plus une femme, mais juste une paire de seins.

Et ses enfants qui ont grandi, en s'occupant d'eux s'occupent de leur mère. Car le centre de leur mère est en eux ; il faut alors qu'ils s'occupent particulièrement bien d'eux pour que leur mère soit satisfaite. Cette responsabilité est source de confusion, de stress, de malheur et de méprise.

Comme le disent certaines mères :

« Mon enfant, habille-toi chaudement, car j'ai froid ».

« Si tu t'en vas, je meurs. » [1]

---

1. La fille fit une fibromyalgie.

« Je le fais pour ton bien. Je ne pense qu'à ton bonheur. » Une mère dit à sa fille : « Je ne vis que pour ta joie et lorsque tu seras vraiment heureuse, je n'aurai plus qu'à mourir ». La fille est bien sûr dépressive, malheureuse pour permettre à sa mère de demeurer vivante et de ne pas en être l'assassin. Lorsque la mère dit : « Je ne pense qu'à ton bonheur », est-ce vraiment vrai ? Comment le vérifier ? Est-ce vérifié ? Ne serait-il pas plus sain pour l'enfant d'avoir une mère qui soit femme, qui s'occupe d'elle, qui le fasse directement sans passer par l'autre, en étant un modèle de bonheur que l'enfant pourra suivre ensuite ? Ainsi, si chacun devient conscient de soi, il pourra aussi devenir conscient de l'autre, de la différence en terme de désir et de besoin.

Voici le protocole que je vous propose pour corriger ce type de situation.

Étapes du protocole

1) Repérer ce type de confusion dans sa vie « moi = l'autre ». Quel autre ? Vécu avec qui ? Trouver la ou les personnes avec lesquelles nous sommes en confusion. Le plus souvent il s'agit d'un fils, d'une fille, d'une IVG, d'un enfant adoptif, de sa propre mère ou de l'équivalence d'une grossesse. Pour identifier nos 'locataires', on peut se poser la question : « Qui est plus ou aussi important que moi ? Pour qui suis-je prêt à mourir, à me sacrifier, à souffrir, à m'oublier ? »

2) Conscientiser la limite dans le développement humain, écologique et affectif que cela entraîne pour soi comme pour l'autre.

3) Point essentiel
Visualiser son propre *centre*, le plus souvent au niveau du ventre, sous forme d'un objet ou d'une forme symbolique, géométrique.

Je vais comparer cela au moule d'une œuvre d'art, d'une sculpture. C'est l'œuvre, mais en creux. L'œuvre parfois n'est plus là. Il ne reste plus que le creux, que la forme, que le moule, que le vide. Décrire cette forme aussi précisément que possible.

4) Dans le cas de plusieurs personnes avec lesquelles on a une relation fusionnelle-confusionnelle, choisir la première de ces personnes. Parfois la première grossesse. Pour cela, visualiser dans l'espace autour de soi, l'espace que l'on ressent occupé symboliquement par cette personne.

Par exemple : je pense à ma première fille, j'ai l'impression qu'elle est à trois mètres sur ma droite, légèrement en l'air.

Bien définir cet espace.

5) Facultatif : à quel moment mon centre s'est-il expatrié de chez moi ? À l'accouchement ou à un autre moment, comme par exemple lors d'un accident, ou d'un drame qui est arrivé chez cette personne.

6) Points essentiels

a) Je voyage dans le corps de cette personne – comme ma fille qui est à trois mètre de moi – à la recherche de mon centre ou d'un *morceau* de mon centre comme si j'avais un appareil radiologique qui voit au travers de la chair,

b) Je récupère mon morceau (avec par exemple un aimant particulier qui attire irrésistiblement tous les morceaux de moi). Tout cela va de l'extérieur de moi, donc de l'intérieur de l'autre, vers l'intérieur de moi. Je replace moi en moi, je le visualise. Et à chaque inspiration je remets, positionne, réinstalle ce centre en moi.

c) Que se passe-t-il en termes de sensation, de bénéfice, d'expérience ?

d) Comment réagit l'autre ? *Quels sont ses bénéfices et avantages ?*

e) Visualisez les liens qui peuvent encore être là, de façon résiduelle entre nous ; comme, par exemple, un cordon. Après y avoir fait des ligatures, coupez ce cordon en plusieurs morceaux et laisser tomber sans vous en occuper.

f) Si nécessaire, je peux revivre l'accouchement en accouchant de l'autre, mais en laissant mon centre en moi. Quelle nouvelle relation à l'autre cela permet-il maintenant ?

g) *Et surtout, quels vont être les bénéfices pour l'autre de ce nouveau type de relation ?*

7) Dans le cadre de plusieurs relations confusionnelles, faire de même que dans le point 6, avec chaque dépositaire d'une partie de mon centre jusqu'à reconstituer intégralement le puzzle de mon moi.

8) À chaque fois, pratiquer entièrement le protocole : bénéfice pour l'autre, bénéfice pour moi et nouveau type de relation.

• • •

« Bravo Blanche-Neige, je n'ai rien à rajouter ni à supprimer. Je crois que je vais même l'enseigner ainsi si tu m'en donnes la permission ?

— Bien sûr, quelle question ! Ce protocole ne m'appartient pas, il m'a trouvé et non l'inverse.

— Je suis bien d'accord, mais beaucoup de tuyaux se prennent pour l'eau qu'ils contiennent..., beaucoup de vitraux pour la lumière qu'ils laissent traverser...

— C'est oui, Prof, utilisez-le, cela me fera tellement plaisir. J'ai eu aussi une autre idée : compiler entre eux les protocoles, pour en potentialiser l'impact. Qu'en pensez-vous ?

— C'est juste. Une fois maîtrisés, les protocoles peuvent être mêlés entre eux pour en créer de nouveaux. Cela permettra d'aider un nombre plus vaste de situations-problèmes. Montre-moi ton idée.

— Chaque protocole est pour moi comme une phrase musicale. Les combiner sera comme une symphonie. »

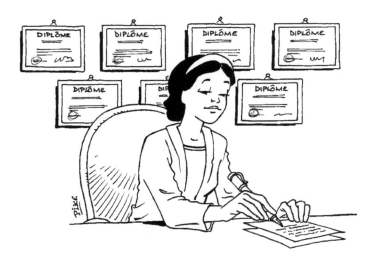

Protocole des sept Géants N° 1
PROTOCOLE MOZART

---

1. Secours d'urgence

2. Déblocage du bio-choc en lui-même / Perception du présent (état séparateur)

3. Déblocage du conflit présent avant le choc traumatique (ex : rupture avec une petite amie...)

   Cette étape permet de donner un sens à l'accident et de le décoder.

4. Technique corporelle visant à réintégrer le membre blessé dans le schéma corporel complet (relaxation, visualisation, massage...)

5. Si nécessaire, faire le protocole de cicatrices

« Qu'en pensez-vous ?

— C'est très bien. Il faut que tu saches la chose suivante : **si malgré tout cela le patient se plaint (par exemple, de douleur à la jambe), il faut suspecter ces deux possibilités :**

1. Un conflit traumatique physique dont la personne n'a jamais parlé, et qui a eu lieu auparavant.

2. Le praticien est allé trop vite dans la procédure elle-même, certains détails très précis n'ont pas été mis à jour : 'Lorsque je suis entré dans l'ambulance, oui, cette odeur de produit pharmaceutique m'a écœuré'.

Vois-tu, Blanche-Neige, des centaines d'heures de thérapies m'ont permis de vérifier cette procédure qui s'avère très efficace à condition que le conflit traumatique ait été bien identifié. Par exemple : 'Depuis mon accident de vélo, j'ai des nausées en traversant la rue. J'ai ma vie avant et après l'accident. Maintenant ce ne sera plus jamais comme avant'.

Épilogue de l'épilogue

— Quel conseil me donnerez-vous pour devenir thérapeute un jour ?

— Être thérapeute, c'est être disponible, blanc comme neige, sans à priori. Savoir que tout est possible. Devenir l'écran blanc sur lequel l'autre écrit puis réécrit sa vie, la transforme. Si le médecin est le premier des médicaments, par la qualité de sa bienveillance, le thérapeute est la première thérapie, par la profondeur de son écoute.

— Merci.

— Merci. »

Monsieur Louis Leprince se passionna pour toute cette démarche et changea même son orientation professionnelle, il devint thérapeute. Parfois, il oublie une étape d'un des protocoles et se le reproche. Alors Blanche lui raconte cette histoire...

Nouvel épilogue

À propos des protocoles : conclusion

Il était une fois un pieux rabbin...

C'était un homme de lumière, un bienfaiteur, très bienveillant que de nombreux visiteurs venaient voir à chaque fois qu'il se passait quelque chose de difficile dans leur vie. Et personne ne comprenait pourquoi, mais après lui en avoir parlé, des solutions arrivaient là où on ne s'y attendait vraiment pas.

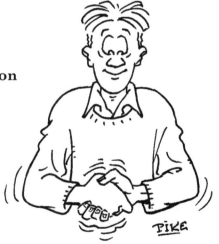

Retournons à cette époque si vous le voulez bien : notre saint rabbin passe ses journées à prier et à rencontrer chaque jour des dizaines de femmes et d'hommes souffrant de toutes sortes de maux. Il a un élève et cet élève assiste son maître de jour comme de nuit. Lorsque le soir arrive, le rabbin va dans un endroit très particulier de la forêt où il fait un feu d'une manière très spéciale et récite une prière spécifique. Et là, il s'adresse au Créateur. Tard dans le milieu de la nuit, il retourne à son logis. Au matin, miracles ! Toutes les solutions aux problèmes, aux maladies, aux plaintes, arrivent dans la vie de   chacun !

Mais un jour, ce bienheureux meurt. Aussi, le disciple prend la suite. C'est là une époque fort troublée, il arrive un grand malheur dans le pays. Les gens s'adressent au disciple qui leur dit de rentrer chez eux et d'être confiants. Et il part dans la forêt. Il connaît l'endroit précis, la clairière dans la forêt, il sait comment faire le feu, mais il a oublié une grande partie de la prière, car c'était une prière très, très longue et très compliquée. Il s'adresse au Créateur et lui dit : « De toute façon Vous, Vous la connaissez ! Alors moi je suis là et Vous, vous faites le reste ». Et ça marche !

Ce disciple vieillit, vieillit et un jour, il meurt.

Il a eu, lui aussi, un disciple, et ce disciple poursuit sa tâche. Quand il y a des problèmes, on va le voir et il répond : « Ne vous inquiétez pas, tout va s'arranger ». Comme ses maîtres précédents, il va dans la forêt car il connaît bien le lieu, mais il ne sait plus comment faire le feu et il ne sait pas faire la prière non plus, ne l'ayant jamais apprise. Il se tourne vers le Créateur et dit : « Vous connaissez la prière. Pour le feu, Vous avez idée de comment ça marche, et à quoi ça sert. Alors faites comme si je l'avais fait puisque je me trouve au bon endroit ». Et ça fonctionne ! Le pays est sauvé et retrouve joie et santé.

Cet homme, après de longues années, meurt.

Il avait commencé à former un disciple qui ne connaît pas le lieu dans la forêt, ne parlons pas du feu et encore moins de la prière... Les gens du village vont voir ce disciple à chaque difficulté. Et lorsqu'arrive le soir, il va se coucher comme tout le monde. Avant de s'endormir, il invoque le Créateur et lui dit : « Je sais qu'il y avait un lieu dans la forêt mais je ne saurai pas très bien y retourner, je sais qu'il y avait un feu à un moment donné, je crois qu'il y avait une prière mais je n'en suis pas vraiment très sûr, alors Toi qui est le Maître du ciel et de la terre, et qui connais toutes choses, débrouille-Toi avec Toi. Moi je suis fatigué et j'ai envie de dormir, et puis j'ai vraiment confiance en Toi. » Et aussitôt il s'endormait... Et que se passait-il ensuite ? Cela marchait, tout s'arrangeait.

En conclusion, ce qui est vraiment très important, c'est la confiance et l'esprit...

Conclusion

Merci à Blanche-Neige et à ses sept guides, merci à son Prince, merci à votre Inconscient qui va continuer de s'occuper de vous à la perfection pour votre plus grand bonheur, merci au Futur qui nous prépare tant d'expériences nouvelles, inédites, insoupçonnables. Que ce livre soit une rampe de lancement vous conduisant plus loin que lui-même.

Nous avons souhaité vous présenter une façon *amusante et sérieuse, grave et légère,* de rencontrer notre inconscient. Nous vous encourageons à utiliser ce livre de protocoles avec créativité, relié à son enjeu central :

1. Faire croître la conscience de soi / l'autre / le monde.

2. Améliorer notre relation à soi / les autres / le monde.

3. Mettre du mouvement dans notre potentiel à vivre pleinement soi / l'autre / le monde.

De nombreux protocoles tels que :

    - Voyage dans un ressenti

    - Trouver et détailler un ressenti agréable

    - Promenade agréable dans son histoire

    - Amplification de sa conscience sensorielle

- Journal de bord, questionnaires et notes personnelles
- Les deux planètes de notre inconscient
- Devenir conscient de son corps,

vous ont permis et vous permettront de satisfaire le premier point : grandir en conscience.

D'autres ont pu satisfaire et satisferont le second point : vos relations, tels que les protocoles :

- Conduite à tenir devant un Bio-choc
- Bio-relaxation
- Respiration dans les organes
- Le cadeau de nos ancêtres
- Défaire un conflit de diagnostic et de pronostic
- Clarifier une relation difficile
- Rompre des liens
- Rester paisible face aux émotions d'autrui
- La boulette
- La maison aux mille étages
- Exploration masculin, féminin.

Et quant au troisième point : s'énergétiser, vous serez accompagné par des protocoles tels que :

- Dynamiser un objectif
- Créer un espace ressourçant
- Changer d'émotion par le mouvement
- Les quatre guérisseurs
- Débloquer une douleur
- Guérison par le dessin
- Objectif l'amour
- Retrouver son centre.

Les trois pôles : *soi, autre, le monde*, sont intimement reliés.

En effet, chaque pôle fera évoluer les deux autres. Nous ne pouvons pas être de plus en plus conscient de nos fonctionnements profonds sans que cela nous permette de comprendre plus intimement l'autre et l'univers qui nous entourent. Rencontrant cet univers, d'où nous sommes issus, de nouvelles informations sur nous-même apparaissent et apparaîtront comme des évidences.

Les trois pôles sont également reliés par leur recherche permanente d'équilibre entre eux. Et une bonne relation est le meilleur moyen de maintenir cet équilibre... d'un instant. Car des jeux de force multiples rendent cet équilibre fragile, précaire, transitoire. Des forces telles que : *résistance au changement, projet, élan créateur, désir à vivre, instinct de survie, loyauté aux ancêtres,* sont là quelques exemples des énergies qui nous habitent et nous poussent à agir d'une façon ou d'une autre, à choisir un métier comme à faire un symptôme par exemple. Et savoir retrouver ces dites énergies, entendre leurs sens, les canaliser vers un objectif qui nous tient à cœur, ne peut que nous permettre de vivre plus intensément nos rêves secrets.

Nous ne sommes pas les seuls à profiter de notre bonheur croissant : tout ceux qui nous entourent ont et auront de multiples avantages à côtoyer un être humain épanoui.

Ce livre, comme initiateur d'expériences, propose tout cela.

Car « vivre » est avoir des expériences.

« Changer » ne se fait qu'au travers de nouvelles expériences.

Et « être heureux » s'appuie toujours sur de nouvelles expériences de référence profondes et *particulières*.

Tout livre qui ne permet pas une expérience nouvelle et personnelle est vain, il ne satisfait que notre mental, nos lieux communs, connus et douillets, il nous encourage à conserver nos aliénantes limites.

Ce livre peut vous permettre de réelles expériences, tout comme un livre de cuisine pourra vous permettre de vous nourrir... si vous le mettez en pratique ! Vous nourrissant, vous aurez tout autant la possibilité de concocter de beaux et délicieux repas pour vos proches, vos amis, votre famille, pour ceux qui ont faim et que vous souhaiterez restaurer. Mais en aucun cas un livre de cuisine, seul, vous permettra d'ouvrir un restaurant et de vous autopro- clamer : « Maître-cuisinier ». Comme ce livre, en aucun cas, ne peut vous donner la capacité de devenir Psycho-Bio-Thérapeute. Un long travail sur soi, un accompagnement personnel, une formation rigoureuse avec ses règles précises, sont quelques-unes des expériences de base pour pouvoir exercer ce métier.

Ce livre peut vous donner envie de faire ce chemin, il ne le remplacera pas.

Nous vous encourageons bien sûr à utiliser souvent ses protocoles comme une hygiène de vie, une exigence de conscience, une nécessité de vie relationnelle, un désir d'intensité, jusqu'à ce jour où, vous aussi, vous inventerez votre premier protocole et ce jour-là, s'il vous plait, envoyez-le-nous, à travers la boîte aux lettres des éditions Le Souffle d'Or. Car non seulement la recherche en Décodage Biologique évolue sans cesse, mais aussi son application pratique. Et cela grâce aux formateurs / praticiens / stagiaires et patients qui se passionnent depuis son origine, en 1981. Et le Décodage, grâce à vous peut-être, va continuer d'évoluer comme tout ce qui est vivant. Pour toutes ces raisons, gardons toujours du recul sur toute chose, ce livre, nos croyances, comme les propositions du Décodage Biologique.

C'est dans tout l'espace permis par ce recul que vont fermenter puis se déployer les germes de ce qui nous guérira demain.

Ne refermons pas cet espace de possible, de créativité, en même temps que ce livre. Bien au contraire, qu'une fois le livre fermé, s'ouvre le plus beau des romans : le Vôtre...

Lyon – Aix, le 22 août 2005.

BIBLIOGRAPHIE

Pour continuer votre exploration pratique et théorique

Sur le Décodage Biologique des Maladies
- *Décodage biologique et destin familial* de Patrick Obissier. Ed. Le Souffle d'Or
- *Mon corps pour me guérir* de Christian Flèche. Ed. Le Souffle d'Or
- *Décodage biologique des maladies* de Christian Flèche. Ed. Le Souffle d'Or
- *Le Roy se crée* de Christian Flèche. Ed. Le Souffle d'Or
- *Psychobiologie de la guérison* d'Ernest Rossi. Ed. Le Souffle d'Or
- *Le sens caché des désordres amoureux* de Salomon Sellam. Ed. Bérangel
- *Le syndrome du gisant* de Salomon Sellam. Ed. Bérangel
- *Boulimie, anorexie* de Salomon Sellam. Ed. Bérangel
- La revue *Cause et Sens*, Ed. Bérangel

Sur le ressenti
- *Les sept plumes de l'aigle* de Henri Gougaud. Ed. Le Seuil
- *Que se passe-t-il en moi ?* d'Isabelle Filliozat. Marabout

Sur la relation thérapeutique
- *Un thérapeute hors du commun* de H. Milton Erickson. Ed. DDB
- *Relation d'aide et formation à l'entretien* de Jacques Salomé. Presses universitaires de Lille
- *Dialectique du Moi et de l'inconscient* de C. G. Jung. Ed. Folio
- *Au cœur de l'esprit* de C. et S. Andreas. Ed. La Tempérance
- *Le défi des relations* de Michèle Larivey. Ed. De l'Homme

Sur la relation parents-enfants

- *L'avenir du drame de l'enfant doué* d'Alice Miller. Ed. PUF
- *Parents toxiques* de Susan Forward. InterEdition

Sur le transgénérationnel

- *J'ai mal à mes ancêtres* de P. Van Eersel. Ed. G.L.M.
- *Des ancêtres encombrants ?* de Hervé et Mireille Scala. Ed. Le Souffle d'Or
- Les ouvrages de Salomon Sellam cités ci-dessus

Sur l'anatomie et la physiologie

- *Anatomie et physiologie humaines* de Hélène Marieb. Ed. De Boeck Université
- *Planches d'anatomie, physiologie* d'Alpha Pict Edition, Lyon

Les écoles

Christian Flèche à Aix-en-Provence (biodecodage.com), Philippe Lévy à Lyon (edb.com) et Salomon Sellam à Montpellier (idebio.com) forment régulièrement des praticiens en psycho-bio-thérapie. Les cursus de formation qu'ils proposent sont à la fois différents et complémentaires. Ils unissent régulièrement leurs compétences afin de vous transmettre savoir, savoir-faire et savoir-être. Vous pouvez visiter leurs sites respectifs et demander leur programme.

Les protocoles présentés dans cet ouvrage sont enseignés aux écoles d'Aix-en-Provence et de Lyon. Tout renseignement peut être obtenu sur simple demande auprès de l'éditeur : Le Souffle d'Or, BP 3 – 05300 Barret-sur-Méouge – tél 04 92 65 52 24 – courriel : contact@souffledor.fr

Christian FLÈCHE

Mon corps pour me guérir

Décodage biologique des maladies

Nouvelle édition augmentée

" La maladie est l'effort que fait la Nature pour guérir. " C.G. Jung

Bien souvent, la maladie est considérée comme une malchance, une calamité, ou encore le fruit du hasard, contre laquelle nous allons lutter avec médicaments, manipulations, voire amputation.

L'auteur renverse complètement cette vision et propose un regard davantage porteur de sens. Pour lui, " une maladie est une réaction biologique de survie face à un événement émotionnellement ingérable ; chaque maladie, chaque organe correspond à un ressenti très précis ". Elle peut donc être perçue comme salvatrice, donc accueillie, car elle a un sens. Mieux, chacun peut découvrir l'événement originel, déclenchant, générateur d'un symptôme. Ainsi, en traitant la cause, on traite l'effet.

Christian Flèche offre une lecture éclairante, saisissante, des liens organes-cerveau-psychisme. Il expose de nombreux cas à l'appui de sa démarche.

La " maladie " apparaît dès lors comme une réaction saine du corps, qu'il convient d'accompagner, et qui parle au malade de lui-même : un vrai retournement, très libérateur, une perspective pleine de possibilités pour la guérison et la connaissance de soi !

Référence en ce domaine, cet ouvrage d'introduction est prolongé par des livres qui ont également rencontré un vif succès, notamment : *Décodage Biologique des maladies* et *L'Instant de la guériso*n.

Coll. Décodage Biologique

Christian FLÈCHE

Décodage biologique
des maladies

Manuel pratique

des correspondances émotions / organes

Et si le meilleur " *corps médical* " était le nôtre ?

En effet, notre corps possède tout en lui : **l'origine** des maladies, le **sens** des maladies, le **maintien** des maladies et la **prévention** de toute nouvelle maladie. Notre corps, physique – psychique – émotionnel – énergétique, a en lui toutes les questions, et toutes les réponses.

Christian FLECHE explique comment la «mise en maladie» est le résultat de certains principes biologiques. **Le symptôme est la réaction d'adaptation à un événement non abouti et qui se fige dans le temps.** Et chaque symptôme indique **précisément** l'origine du trouble. D'ennemi, il devient alors un allié précieux.

Faisant suite à **Mon corps pour me guérir**, livre dans lequel Christian FLECHE présente une vision nouvelle de la santé à la lumière du ressenti biologique, ce manuel pratique apporte le sens biologique de toutes les maladies, présentées par appareils, avec de nombreux exemples.

Fonctionnel, cet ouvrage guidera les thérapeutes, les chercheurs et toute personne désireuse de prendre sa santé en mains, pour décoder chaque symptôme et en libérer le sens. Cela aidera chacun à mieux comprendre les mécanismes de la santé, à traiter la cause et non pas seulement l'effet.

Ce qui remonte à la conscience peut être traité et cesse alors de se manifester sous forme de destin, de maladie, de symptôme, d'accident …

Un éclairage essentiel pour une vraie santé !

Collection Décodage Biologique

Christian FLÈCHE

Le Roy se crée

Conte métaphorique
en Décodage Biologique

Il était une fois Quadrylande, un vaste et sauvage royaume. Le Roy Marcel 1er y est soudain atteint d'un mal déchirant. Seuls le mage Justin, sa fille Lisabeth et José, son serviteur, pourront le secourir.

Une vaste exploration des quatre contrées du royaume commence. Les héros vont observer des animaux emblématiques, animaux-totems, qui manifestent nos tiraillements intimes. L'hypophyse de la girafe, la thyroïde du lémurien, le fémur du bélier, la prostate du taureau : autant de métaphores de nos conflits et maladies !

Le premier livre de Christian Flèche, *Mon corps pour me guérir*, s'adresse à la partie gauche du cerveau, à notre réflexion analytique. Le Roy se crée, par son style poétique, métaphorique et merveilleux, parle à notre cerveau droit, et complète ainsi notre intelligence des correspondances organes / émotions, par une perception globale et imagée. Comprendre dans l'émotion, ressentir avec intelligence…

Comme les héros, laissez-vous entraîner par l'aventure et abordez de façon ludique les notions de Décodage Biologique !

"… Car chaque partie de votre corps est reliée directement à une émotion… "

" … Tout ce qui n'est pas exprimé est imprimé. Tout ce qui sort n'est plus dedans ! … "

"… Mettez tous vos efforts à conquérir en vous un territoire de paix !… "

Collection Décodage Biologique

Christian FLÈCHE
et Jean-Jacques LAGARDET

L'instant de la guérison

" Nous sommes le remède et la guérison. " (Rumi).

Le décodage biologique des maladies offre une compréhension du symptôme et de sa résolution. Cette approche amène le malade à traiter les conflits qui en sont à l'origine.

Dans ses trois premiers ouvrages, Christian Flèche a étudié le passage en maladie à travers le décryptage du conflit programmant.

Dans celui-ci, écrit en collaboration avec J.-J. Lagardet, il est question de l'autre versant de la problématique, symétrique : le passage en guérison.

Ils explorent les phases permettant de parvenir à l'espace et au temps où se déploie la dynamique de guérison. Ils mettent également en lumière le rôle du thérapeute, son attitude, son action et le protocole utilisé.

De multiples exemples et cas pratiques offrent une compréhension claire des phénomènes et forces thérapeutiques à l'œuvre.

Voici un chemin et des outils pour intégrer les éléments nécessaires à la guérison et réinstaller un équilibre psycho-corporel.

Christian FLÈCHE, est Psycho-Bio-Thérapeute, Master en PNL et en Langage Métaphorique, formateur réputé en Décodage Biologique, il utilise aussi l'Hypnose Ericksonienne, les Cycles Biologiques Mémorisés, la Psychogénéalogie. Il est auteur de trois succès : Mon corps pour me guérir, Décodage Biologique des maladies, et Le Roy se crée.

Jean-Jacques LAGARDET a fait une carrière médicale, chirurgicale, musicale et juridique qui lui a fait percevoir l'importance des relations entre la biologie, la généalogie, l'énergie et la psychologie. Il est praticien en décodage biologique depuis 12 ans.

Collection Champ d'idées

Edmée GAUBERT

Ancêtres en héritage

Ce qui se transmet malgré nous

Comment les histoires de nos ancêtres peuvent jouer sur nos destins.

Les histoires de nos ancêtres peuvent jouer sur nos destins en laissant des empreintes puissantes qui influencent les vies des générations suivantes. Cela conduit parfois à des blocages ou des schémas dont nous ne parvenons pas à nous extraire, que nous répétons sans le savoir. Clarifier l'histoire de nos aïeux peut nous libérer de la charge de ces « empreintes » et nous permettre de choisir notre propre destin.

C'est ce qu'a fait Edmée Gaubert : elle a exploré sa propre lignée familiale pour comprendre les mécanismes qui subsistaient dans sa vie et s'en affranchir. Elle nous raconte les destins liés de Sophie, Edouard, Elisabeth, Edmond, Thérèse, Pierre, Yvette, qui nous mènent jusqu'à elle.

Une réflexion passionnante sur la survivance des traumatismes à travers les générations, mais aussi celle des idées reçues qui se transmettent bien souvent sans que l'on s'en rende compte.

Collection Explorateurs

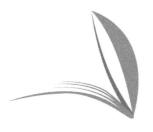

Un éditeur écolo-compatible

80% de notre production éditoriale
est imprimée sur des papiers recyclés,
ou labellisées, et fabriquée à moins de 600 km
de nos lieux de stockage.